国家社科基金项目——构建人类卫生健康共同体研究（项目编号：21BKS058）

国家社会科学基金重大项目——高水平对外开放背景下我国生物多样性安全监测预警研究（项目编号：22&ZD088）

# 中医健康管理

主编　韩彦华　王秋颖　张燕丽　于钦明

全国百佳图书出版单位

中国中医药出版社

·北　京·

图书在版编目（CIP）数据

中医健康管理／韩彦华等主编．--北京：中国中医药
出版社，2024.8. -- ISBN 978 - 7 - 5132 - 8910 - 8

Ⅰ. R212

中国国家版本馆 CIP 数据核字第 2024ZX9355 号

---

中国中医药出版社出版

北京经济技术开发区科创十三街 31 号院二区 8 号楼
邮政编码　100176
传真　010 - 64405721
廊坊市佳艺印务有限公司印刷
各地新华书店经销

开本 710×1000　1/16　印张 16　字数 250千字
2024 年 8 月第 1 版　2024 年 8 月第 1 次印刷
书号　ISBN 978 - 7 - 5132 - 8910 - 8

定价　68.00 元
网址　www.cptcm.com

服 务 热 线　010 - 64405510
购 书 热 线　010 - 89535836
维 权 打 假　010 - 64405753

微信服务号　zgzyycbs
微商城网址　https：//kdt. im/LIdUGr
官方微博　http：//e. weibo. com/cptcm
天猫旗舰店网址　https：//zgzyycbs. tmall. com

如有印装质量问题请与本社出版部调换（010 - 64405510）

# 前　言

　　健康是促进人的全面发展的必然要求，是经济社会发展的基础条件。实现国民健康长寿是国家富强、民族振兴的重要标志，也是全国各族人民的共同愿望。推进健康中国建设，是全面建成小康社会、基本实现社会主义现代化的重要基础，是全面提升中华民族健康素质、实现人民健康与经济社会协调发展的国家战略。

　　随着我国新型工业化、信息化、城镇化、农业现代化深入发展，人口老龄化进程加快，健康服务业蓬勃发展，人民群众对中医药服务的需求越来越旺盛，迫切需要继承、发展、利用好中医药，充分发挥中医药在深化医药卫生体制改革中的作用，造福人类健康。中医药作为我国独特的卫生资源、潜力巨大的经济资源、具有原创优势的科技资源、优秀的文化资源和重要的生态资源，在经济社会发展中发挥着重要作用。2019 年国务院印发的《关于促进中医药传承创新发展的意见》中明确提出，要切实把中医药这一祖先留给我们的宝贵财富继承好、发展好、利用好，健全中医药服务体系，发挥中医药在维护和促进人民健康中的独特作用。2023 年国务院印发的《中医药振兴发展重大工程实施方案》中进一步明确了中医药健康服务高质量发展工程的具体实施意见，对于中医治未病能力建设和中医药老年健康服务能力建设进行了明确的指导。

　　中医健康管理是运用中医学"治未病""整体观念""辨证论治"的核心思想，结合现代健康管理学的理论方法，通过对健康人群、亚健康人群及患病人群进行中医的全面信息采集、监测、分析、评估，以维护个体和群体健康为目的，提供中医方面的健康咨询指导、中医健康教育以及对健康危险因素进行中医相关的各种干预。中医健康管理在中医学及健康管理学的指导下，以中医健康管理理念、健康管理模式、健康管理服务和中医适宜技术为指导，通过对个体和群体的健康状况进行中医健康管理咨询指导，对健康危险因素进行中医干预。在健康中国建设的时代背景下，中医健康管理的外延还包括中医健康管理的政策制定、中医健康管理信息采集与档案管理、中医健康管理服务能力提升建设、中医健康管理产业发展、中医健康管理文化与教育的发展等内容。

在健康中国建设的背景下，基于前期对中医健康管理的理论认识和实践研究，整合中医健康管理的相关研究成果，我们编写了《中医健康管理》一书，以期为中医健康管理产业的相关从业人员提供理论依据和实践指导，更好地为中医健康管理产业的发展提供路径遵循，为健康中国建设贡献一份力量。

全书共十二章。第一章概述健康管理与中医健康管理的相关概念、理论和管理体系。第二章对中医健康观、中医健康体质理论和中医"治未病"理论进行了梳理。第三章从整体观念、辨证管理和防重于治方面总结了中医健康管理的基本特点。第四章介绍中医健康管理信息采集与档案管理相关内容。第五章为中医健康管理的内容、分类和效果评价。第六章对不同人群的中医健康管理问题进行分类研究。第七章从产业经济学的视角对中医健康管理及相关产业的发展进行了探讨。第八章结合中医药文化对中医健康管理文化展开研究。第九章结合中医药传承和创新发展，对中医健康管理教育的相关内容展开研究。第十章从理论和实践层面，对中医心理健康疏导的有效方法展开研究。第十一章从指导中医健康管理实践出发，介绍了中医健康管理适宜技术。第十二章介绍了高血压、糖尿病等常见病的中医健康管理。

本书由韩彦华、王秋颖、张燕丽、于钦明担任主编。第一章、第七章由王秋颖编写，第二章、第九章由韩彦华编写，第三章由赵阳编写，第四章、第六章由张燕丽编写，第五章由郝丙辉和高德胜编写，第八章由杨玉赫编写，第十章由于钦明编写，第十一章由杨丽英和董岩编写，第十二章由迟梦雅和李陈雪编写。全书由韩彦华进行统稿。

本书得到了黑龙江中医药大学人文与管理学院的大力支持，在此深表谢意！同时感谢中国中医药出版社编辑韩燕的热心帮助和支持。本书编写过程中参阅了大量文献资料，借鉴和吸收了相关专家的研究成果，在此一并致以诚挚的谢意。虽然全体编写人员竭尽全力，但囿于水平有限，书中难免存在疏漏和不当之处，恳请广大读者提出宝贵意见，以便再版时修订提高。

《中医健康管理》编委会

2024 年 4 月

# 目 录

# 第一章
# 健康管理与中医健康管理

## 第一节　健康管理概述

### 一、健康管理的概念和认识

健康管理是 20 世纪 50 年代末最先在美国提出的概念，其核心内容是医疗保险机构及医疗服务机构通过对健康管理医疗保险客户（包括疾病患者或高危人群）或医疗服务客户开展系统的健康管理，达到有效控制疾病的发生或发展，显著降低出险概率和实际医疗支出，从而减少医疗保险赔付损失的目的。美国最初的健康管理概念还包括医疗保险机构与医疗机构之间签订最经济适用处方协议，以保证医疗保险客户可以享受到较低的医疗费用，从而减轻医疗保险公司的赔付负担。随着业务内容的不断充实，健康管理逐步发展为专门的系统方案和运营业务，并开始出现区别于医院等传统医疗机构的专业健康管理公司，且作为第三方服务机构与医疗保险机构或直接面向个体需求提供系统专业的健康管理服务。

健康管理是以现代健康概念（生理、心理和社会适应能力）和新的医学模式（生理 – 心理 – 社会医学模式）及中医"治未病"为指导，采用西医学和现代管理学的理论、技术、方法和手段，对个体和群体整体健康状况及其影响健康的危险因素进行检测、评估、有效干预与连续跟踪服务的医学行为。健康管理以预防和控制疾病发生发展、降低医疗费用、提高生命质量为目的，针对个体及群体进行健康教育，提升自我管理意识和水平，并对其生活方式相关的健康危险因素，通过健康信息采集、健康检测、健康评估、个性化健康管理方案、健康干预等手段持续加以改善。

健康风险评估是健康管理中关键的技术部分，是慢性病预防的第一步，也称危险预测模型。它通过所收集的大量的个人健康信息，分析建立生活方式、环境、遗传等危险因素与健康状态之间的量化关系，预测个人在一定时间内发生某种特定疾病或因某种特定疾病导致死亡的可能性，据此按人群需求提供有针对性的控制与干预，以帮助政府、企业、保险公司和个人，用最小的成本达到最大的健康效果。

改革开放以来，我国经济得到了跨越式发展，取得了举世瞩目的成就。然而随着经济的发展及人民生活水平的提高，人口老龄化进程也在加快，出现了"未富先老"的境况；肥胖、糖尿病、高血压、癌症等慢性非传染性疾病迅速增加；旧的传染病发病率有上升趋势，新的传染病时有暴发；人们的健康观念不断改变，对健康的要求越来越高，但健康素养参差不齐，现有的医疗卫生服务模式已难以满足人们的健康需求。健康管理以其高效率维持较好的健康状态，控制卫生资源投入并获得疾病防治最佳效果，成为解决卫生瓶颈和难题的最优策略。

健康管理是对健康危险因素进行全过程干预和管理。习近平总书记提出的关于"完善国民健康政策，为人民群众提供全方位全周期健康服务"的指示精神与健康管理理念高度契合。健康管理理念的提出和认识的不断深化，要求对疾病的管理不能单独针对疾病本身，而要关注疾病的动态发展，全过程介入疾病管理。对疾病管理的效用也不能单从当期的疾病治理效果进行衡量，而要以整个疾病发展过程的干预效果和整体健康状况改善来评价健康管理效果。健康风险具有人身伤害性、频率高发性、原因复杂性和社会蔓延性等多种特点，有效识别健康风险不仅对健康维护具有重要意义，而且可以提供改善健康状况的参考指标，对健康促进也有积极意义。健康管理可以有效降低健康风险的危害性和严重性，符合当下人们对健康认知的不断增强和对健康需求不断增加的现实需要，是全球范围内被普遍认可和广泛应用的一种疾病干预理念。

## 二、健康管理的科学基础和流程

### （一）健康管理的科学基础

健康与疾病的动态平衡关系、疾病的发生发展过程及预防医学的干预策略是健康管理的科学基础。由于个体从健康到疾病要经历完整的发生发展阶段，因此被诊断为疾病之前可进行针对性的预防干预措施，以延缓甚至是逆转疾病的发生发展，实现健康维护的目的。在健康管理实践中，医生可通过健康风险分析和评估对高危人群进行健康危险因素干预，尤其在疾病发生发展的早期进行干预，以降低疾病发生风险。其间可利用先进的计算机信息技术，通过分析健康与疾病数据，如基因数据、影像数据、生物学指标与临床指标，得到与个人健康密切相关的健康管理信息，用以指导整个健康管理过程，优化健康管理效果。

**（二）健康管理的流程**

健康管理的流程主要由以下几部分组成。

**1. 健康体检**　健康体检是建立在健康需求的基础上，对疾病早发现、早干预而确定的检查项目。检查结果对后期健康干预具有指导意义。在个性化健康管理的原则下，健康体检需制定满足个人实际需要的检查项目。

**2. 健康评估**　健康评价是通过对健康信息，包括个人基本情况（性别、年龄等）、健康史、家族史、体格检查、生化实验室检查指标、生活方式、精神状况等进行分析，进而形成的个人总体健康评估报告及各项具体项目的评估报告。

**3. 健康管理咨询**　受检者完成以上两个步骤后，可根据需要进行相应的健康咨询。咨询方式有个人通过健康管理中心安排到相关门诊进行咨询，或通过电话、电子邮件、网络在线实时咨询等方式与健康管理师进行沟通，内容包括对健康信息及评估结果的解释，为受检者制定个性化健康管理方案、跟踪随访方案等。

**4. 健康管理后续服务**　根据受检者需要提供个性化健康管理服务，如利用互联网等现代通信设备为受检者提供健康信息查询、跟踪监测、健康指导、健康管理咨询和健康维护提醒等服务。跟踪监测服务有主动自我监测和被动监测两种方式。

**5. 专项健康管理服务**　专项健康管理服务是为有需要的个人和群体提供专项服务。例如，对健康人群中的极高危人群和慢病人群提供针对性的健康管理服务，对相关健康危险因素和疾病危险因素进行有区别、有重点的管理，以达到更好的管理效果。

## 三、健康管理的服务对象与任务

### （一）健康管理的服务对象

健康管理的主要服务对象包括个人、家庭、组织机构和特殊人群。针对不同的服务对象，健康管理提供个性化、全面的健康服务，以帮助服务对象了解自身健康状况，及时发现、干预健康问题，提高生活质量和工作效率。

**1. 个人**　健康管理为个人提供私人定制的健康服务，包括定期体检、健康评估、营养指导和疾病预防等。个人可通过健康管理更全面地了解自己的身体状况，及时发现潜在的健康问题，从而采取有效的干预措施维护自身健康。

**2. 家庭**　健康管理通过家庭健康管理计划，对家庭成员提供体检、健康评估等服务，帮助家庭建立健康档案，为家庭提供营养健康和心理健康等方面的指导，让家庭成员共同享受健康生活。

**3. 组织机构**　一些大型企业、社区和医院等机构会为员工或社区居民提供健康管理服务，例如组织体检、健康咨询、疾病预防等。这些机构通过健康管理，增强员工的健康意识和健康水平，减少员工因疾病而导致的生产力损失，提高组织机构的整体实力。

**4. 特殊人群**　健康管理还服务一些特殊人群，如老年人、儿童、慢性病患者等。健康管理为他们提供更加个性化和精细化的服务，以满足其特殊需求。同时，为这些人群提供健康教育和健康宣传，提高他们的健康素养，从而减轻社会医疗的压力。

### （二）健康管理的主要任务

在我国，健康管理的主要任务可概括为以下几方面。

**1. 增强公众健康意识**　由于长期以来生活习惯、饮食结构、环境压力等多种因素的影响，公众的健康状况存在一些问题。因此，增强健康意识，使公众认识健康的重要性是健康管理的首要任务。可通过普及健康知识、推广健康生活方式、加强健康教育，让公众了解健康知识和技能，形成健康的生活习惯，减少疾病的发生。

**2. 完善健康管理体系**　健康管理是一项系统工程，需要多方面的合作。在我国，健康管理体系还存在医疗资源分布不均、医疗服务质量不高等问题。因此，需加强医疗机构建设，提高医生的素质和技能水平，优化医疗资源配置，提高医疗服务质量，形成更完善的健康管理体系。

**3. 加强慢性病防控**　慢性病是我国居民的主要死因之一，如高血压、糖尿病、冠心病等。因此，健康管理的任务是加强慢性病的筛查和预防，提高慢性病管理水平，推广慢性病自我管理方法和技能，减少慢性病的发生和复发。

**4. 推广健康管理技术**　随着科技的发展，健康管理技术不断更新。因此，推广健康管理技术、提高健康管理技术应用水平是健康管理的又一重要任务。如智能手环、智能医疗等新兴的健康管理技术，可以让人们更方便地进行健康监测和管理，提高健康管理的效果和效率。

总的来说，健康管理的主要任务是增强公众健康意识，完善健康管理体系，加强慢性病防控及推广健康管理技术。这些任务既相互独立又相互依存，需要政府、医疗卫生机构、公众等多方面的合作和努力，只有这样，才能实现健康管理的目标，提高人民的健康水平和生活质量。

## 四、人类卫生健康共同体

习近平总书记在第 73 届世界卫生大会视频会议开幕式上发表了题为《团结合作战胜疫情　共同构建人类卫生健康共同体》的致辞。他所提出的"构建人类卫生健康共同体"的倡议，充分体现了中国对世界各国人民平等的生命权、健康权等基本人权的尊重，科学回答了全球公共卫生治理将往何处去的时代之问，具有深远的历史意义。"人类卫生健康共同体"作为人类命运共同体在全球健康与公共卫生领域的基本呈现，蕴含了如何促进卫生健康国际合作交流、共同维护世界生命安全及健康权益的中国方案与中国智慧。

　　人类卫生健康共同体继承和发展了马克思主义的共同体思想，是对马克思主义共同体思想的继承和发展，是从全球范围内的重大公共卫生事件出发，深度剖析人类社会发展趋势得出的科学理论。从继承上看，人类卫生健康共同体理念与马克思主义的共同体思想一脉相承。马克思、恩格斯在《德意志意识形态》中把剥削阶级统治的社会共同体称为"虚幻的共同体"，是被统治阶级的羁绊和束缚；资本主义社会共同体是披着自由、民主、平等、博爱外衣的"虚假的共同体"。马克思认为，只有"自由人的联合体"才是"真正的共同体"。"只有在共同体中，个人才能获得全面发展其才能的手段。也就是说，只有在共同体中才可能有个人自由"。在休戚与共、唇齿相依的全球化时代，世界"越来越成为你中有我、我中有你的命运共同体"。人类卫生健康共同体理念自提出就始终以马克思"真正共同体"思想为基础，秉承休戚与共的整体意识，蕴含着人自由全面发展的价值理念，是对马克思主义共同体思想在新时代的继承。从发展上看，人类卫生健康共同体理念的理论贡献不仅体现在对过去狭隘、片面、虚幻的"共同体"理论的超越上，也源于马克思基于增进人类健康和福祉的共同体思想的理论延伸和现实构想。马克思指出，"哲学家们只是用不同的方式解释世界，问题在于改变世界"。人类卫生健康共同体理念不是政治口号，也不是抽象的存在，而是立足国内国际"两个大局"，将"人人享有健康""建设一个普遍安全的世界"作为目标愿景，以谋求全人类的共同利益为主线，系统地提出应对各种全球性风险挑战的现实方案。

　　人类卫生健康共同体彰显着全人类共同价值。它着眼于全人类的发展和命运，不断推动国际交流与合作，彰显着世界和平与发展这一时代主题。从整体观的视角看，世界各国是一个利益共同体。人类卫生健康共同体理念所蕴含的拒绝"恃强凌弱"，坚持"交流互鉴"，拒绝"单边主义"，坚持"守望相助"的价值理念符合全人类共同价值，助推国际公共卫生治理秩序朝着更加公正合理的方向发展。

　　人类卫生健康共同体为全球公共卫生治理提供了中国方案。从全球卫生健康发展的视角看，中国向世界展示了中国传统医药资源的重要价值。习近平总书记指出，深入研究和科学总结中医药学，对丰富世界医学事业、推进生命科学研究具有积极意义。中医药不仅服务于中国卫生健康发展，也能为世界各国的医疗卫生体系提供服务。从全球卫生健康合作的视角看，中国创新了全球文明交流互鉴方式。习近平总书记强调，要着力深化医疗卫生合作，加强在传染病疫情通报、疾病防控、医疗救援、传统医药领域互利合作，携手打造"健康丝绸之路"。

# 第二节 中医健康管理概述

## 一、中医健康管理的概念与特征

### （一）中医健康管理的概念

中医健康管理是运用中医学"治未病"、整体观念、辨证论治等思想，结合现代健康管理学的理论方法，对健康人群、亚健康人群及患病人群进行中医信息采集、监测、分析、评估，为个体和群体提供中医健康咨询指导、中医健康教育，以及对健康危险因素进行中医相关干预。

纵观中医学的发展历史，早就有健康管理的思想。两千多年前，《素问·四气调神大论》中的"圣人不治已病治未病，不治已乱治未乱，此之谓也"，已孕育着"预防为主"的健康管理思想。中医"治未病"是中医学预防为主、注重养生思想的集中体现。大量的医疗实践证明，中医药在促进人类健康方面具有独特的优势。中医学以天人合一的整体观、因时因地因人制宜的动态辩证观、中医"治未病"思想作为基石，维护着人体健康。

中医"治未病"包含中医养生学、中医体质学等理论和方法，强调平素应注重保养身体，培育正气，并根据体质的偏颇，采用中医疗法，以祛除病邪，扶助正气，使人体气血冲和，经络通畅，阴阳平衡，提高机体的抵御病邪能力。中医"治未病"理念对于疾病预防，尤其对亚健康防治有着积极意义，并逐渐为人们所接受。

中医辨证论治能客观描述和评估健康状态的变化过程，而不是局限于西医学对疾病危险因素的评估。因此中医是整体上对个人的健康状态进行衡量，是真正意义上的个体化健康管理，将"治未病"与健康管理相结合，是具有中国特色的健康管理。

中医健康管理是中华民族几千年来形成的对自然和社会属性的整体认识。中医学的健康观不仅具有现代健康的内涵，更极具传统文化特色。中医健康管理可概括为全面整体、因人而异、协调平衡、正气为本、预防提高、综合以治。具体为：一要全面整体、因人而异地看待人体的健康状态，即从四个方面综合评判健康状态。由于它非常抽象，绝大多数人难以企及，因而还要根据实际情况，辩证看待个人健康状态及所处的现状。二要认识人体内在的协调平衡机制，即人体阴阳的平衡。健康是动态的平衡稳态，需注重人体健康的波动与自我恢复能力。三是中医历来重视人体自身的正气，即正气为本，但也强调避其邪气。四是平时要注意养生保健，以提高自身的协调性和正气，提高抗病修复能力。身体一旦存在不适或有疾病，应进行综合调理，"杂合以治"。其中强调的是"人能养慎"，即内养正气，外慎邪气的侵扰，以防患于未然，并"治之于未乱"。

## （二）中医健康管理的特征

中医健康管理的特征可概括为整体性、恒动性、规律性、客观性、差异性和可调性。

**1. 整体性** 中医学认为，影响健康的因素是多方面的，除有自身躯体、心理和行为等因素，还有自然和社会因素。这些因素相互作用，对个体健康产生影响。因此，中医健康管理强调整体性，注重从多个视角观察、监测健康与疾病，并采用多种方法进行维护，以促进身体健康。

**2. 恒动性** 中医学认为，人体的生命活动、健康状态及疾病的发生发展与自然界的一切事物一样，都处于不断运动变化之中，要恒动地认识人体健康与疾病的规律，把握健康与疾病之间的转变，重视对健康或疾病某一阶段或状态的动态观察，全面、客观地认识健康与疾病。

**3. 规律性** 生命活动和健康状态虽是动态变化的，但也有自身的规律性。《素问·至真要大论》谓"物化以常"，此"常"即规律。这种生命活动和健康状态的规律性也是其可认知性、可测量性及可预判性的前提和基础。

**4. 客观性**　中医学认为，生命活动与健康状态是客观存在并可为人们所认知的。《素问·玉版论要》说："揆度者，度病之浅深……切求其病，得其处，知其浅深。"人体生命状态通过身体的征象反映出来，借助某些特定方法进行测量，使基于中医健康观的健康测量成为可能。

**5. 差异性**　人体在生命的不同阶段、不同生理周期健康状态是不同的，即使处于不同环境下的人体，健康状态也会有所波动；在相同的环境下人体也会有不同的反应，发生疾病后，情况更是千差万别，这就是人体自身的个性化差异。只有认识差异性，才能在健康恢复或管理的过程中采用不同的针对性方案。

**6. 可调性**　中医学从整体的角度看待健康和疾病，动态把握其中的规律，客观测量和评价健康状态，进而采用适宜的手段进行调节，使健康得以有效管理。

## 二、中医健康管理的理念与原则

### （一）中医健康管理的理念

**1. 正气为本**　人体是一个内外联系、自我调节和自我适应的有机整体，进行健康管理时要重视强化和恢复人体的自我平衡机制，尊重机体内在的自我调节规律，也就是在促进和维护健康中要以人体正气为本，遵循人体生理规律，不妄加干涉；在制定治疗方案时，不仅要着眼于疾病的消除，更要重视生活质量的提升。

**2. 整体观念**　在中医健康管理中，整体观念强调的不仅仅是人体自身的完整性及人与自然、社会环境的统一性，还要综合考量人与外界环境的关系，包括利用一切可以利用的资源。中医健康管理涉及的学科知识较多，尤其是中医学和西医学对健康的一些认识要综合考虑，使之相互补充。

**3. "治未病"思想**　"治未病"思想凸显了健康管理的前瞻性特点，其实践方法也是健康管理的重要部分。从《周易》的"履霜，坚冰至"、《道德经》的"治之于未乱"到《黄帝内经》的"不知已病治未病"，均展现了先贤们重视防患疾病的理念。实际上，中医健康管理的目的是如何不患病或患病后早日向健康转变，这体现的就是"治未病"的思想。

### （二）中医健康管理的原则

**1. 前瞻性原则** 中医健康管理的目的是使人们树立健康的观念，掌握基本的健康知识，对引起疾病的危险因素进行干预，以促进和维护健康，防止或延缓疾病的发生发展，有效控制健康维护成本。因此，它是一种前瞻性的综合管理模式。

**2. 综合性原则** 中医健康管理是一项复杂的社会工程，需要全社会共同参与。要实施有效的健康干预必须综合医学、管理学及其他相关学科知识，借助现代信息手段，对健康、疾病及危险因素进行评估，调动一切可利用的社会资源，建立可行的健康管理方案，确保健康管理获得最大效益。

**3. 多元化原则** 中医健康管理涵盖公共卫生服务各个方面，具有多元化的特征，其最终目的是提高全民的健康水平，因此必须坚持多元化原则，即政府、社会、集体、个人多方共同努力，最大限度地利用现有资源，在设计管理项目时，要充分考虑其可行性，实行中医健康管理多元化。

**4. 系统化原则** 要保证健康信息的科学、可靠、及时，必须拥有强大的健康信息系统支持。中医健康管理是一项连续的、动态的系统工程，必须整合各种医疗资源，借助计算机信息技术使之系统化，包括健康管理的途径、方式方法，使中医健康管理能够持续开展。

**5. 标准化原则** 标准化是对个体和群体的健康进行科学管理的基础。中医健康管理要求服务对象的健康信息准确、可靠，以便对健康风险因素进行分析，对个体或群体的健康状况进行评估，对干预效果进行评价。中医健康管理是为个体、群体或政府提供针对性的健康信息，并创造条件和采取行动以改善和促进健康。

**6. 以人为本原则** 人是健康管理诸要素中最重要的，要充分发挥人的主观能动性。设计、实施和评价健康管理项目时，要综合考虑个人或群体的健康情况、经济状况及生活状态等，从而制定针对性强的健康管理策略，保证健康管理的有效性和持续性，并从多个维度考量其效果。

### 三、中医健康管理的政策梳理

我国出台的一系列相关政策，从各个方面对中医健康管理进行规范和指导，为中医健康管理工作的有效开展提供了政策保障。见表1-1。

表1-1  中医健康管理相关政策

| 时间（年） | 颁发部门 | 文件名称 | 主要内容 |
|---|---|---|---|
| 2016 | 全国人民代表大会常务委员会 | 中华人民共和国中医药法 | 我国第一部彰显中医药特色的综合性法律，是为了继承和弘扬中医药、保障和促进中医药事业发展、保护人民健康制定的法律，从法律层面强调了中医药的重要地位 |
| 2016 | 国务院 | 中医药发展战略规划纲要（2016—2030年） | 切实提高中医医疗服务能力，大力发展中医养生保健服务，扎实推进中医药继承，着力推进中医药创新，全面提升中医药产业发展水平，积极推动中医药海外发展。发展中医药的绿色健康理念，运用自然的防治手段，提供全生命周期的健康服务，推广普及中医养生保健知识和易于掌握的推拿等中医养生保健技术与方法 |
| 2016 | 国务院 | "健康中国2030"规划纲要 | 着眼于全人群和全生命周期两个着力点，提供公平可及、系统连续的健康服务，要覆盖全生命周期，实现从胎儿到生命终点的全程健康服务和健康保障，全面维护人民健康。实施中医"治未病"健康工程。将中医药优势与健康管理结合，预计到2030年实现以县（市、区）为单位全覆盖的健康知识普及 |
| 2016 | 国务院新闻办公室 | 《中国的中医药》白皮书 | 积极促进健康与养老、旅游、互联网、健身休闲、食品融合，催生健康新产业、新业态、新模式。发展基于互联网的健康服务，鼓励发展健康体检、健康咨询等健康服务，促进个性化健康管理服务发展，培育一批有特色的健康管理服务产业，探索推进可穿戴设备、智能健康电子产品和健康医疗移动应用服务等发展之路，推动卫生发展模式从重大疾病治疗向全面健康管理转变 |

| 时间（年） | 颁发部门 | 文件名称 | 主要内容 |
|---|---|---|---|
| 2017 | 国务院新闻办公室 | 《中国健康事业的发展与人权进步》白皮书 | 共7个部分，分别是建立符合国情的健康权保障模式、健康环境与条件持续改善、公共卫生服务能力稳步提升、医疗卫生服务质量大幅提高、全民医疗保障体系逐步健全、特定群体的健康水平显著进步、积极参与全球健康治理和国际医疗援助。经过长期不懈奋斗，中国显著提高了人民健康水平，公共卫生整体实力、医疗服务和保障能力不断提升，被世界卫生组织誉为"发展中国家的典范" |
| 2019 | 国务院 | 关于促进中医药传承创新发展的意见 | 健全中医药服务体系，加强中医药服务机构建设，筑牢基层中医药服务阵地，以信息化支撑服务体系建设，发挥中医药在维护和促进人民健康中的独特作用，大力推动中医药质量提升和产业高质量发展。加强中医药人才队伍建设，促进中医药传承与开放创新发展 |
| 2021 | 国务院 | 关于加快中医药特色发展的若干政策措施 | 遵循中医药发展规律，认真总结中医药防治突发公共卫生事件的经验做法，破解存在的问题，更好地发挥中医药特色和优势 |
| 2022 | 国务院 | "十四五"中医药发展规划 | 提升中医药参与新发突发传染病防治和公共卫生事件应急处置能力，发展少数民族医药，优化中医医疗服务模式；培养高素质中医药人才，建设高水平中医药传承保护与科技创新体系，发展中医药老年健康服务 |
| 2023 | 国务院 | 关于印发中医药振兴发展重大工程实施方案的通知 | 到2025年，优质、高效的中医药服务体系加快建设，中医药防病治病水平明显提升，中西医结合服务能力显著增强，中医药科技创新能力显著提高，高素质中医药人才队伍逐步壮大，中医药质量不断提升，中医药文化大力弘扬，中医药国际影响力进一步提升，符合中医药特点的体制机制和政策体系不断完善，中医药振兴发展取得明显进展，中医药成为全面推进健康中国建设的重要支撑 |

## 四、构建中医健康管理框架的原则与内容

中医健康管理是指建立在中医整体观多维健康和信息化管理技术模式基础上，应用中医四诊合参与西医检测手段，从躯体、社会自然环境、心理情志等多维角度，对个人或群体进行健康、亚健康和疾病的监测、分析、评估，并根据个体的健康状态提供相应的养生调治、健康维护教育方案，指导人们有效把握与维护自身健康，提高自身素质。

### （一）构建中医健康管理框架的原则

**1. 以人为中心，中西并重**　中医学将人看作一个有机的整体，机体的各部分相互影响。西医学是从微观看问题，从组织结构分析机体。中医健康管理既重视病中和病后治疗，更重视病前预防；既重视生理病变，更重视心理病变；既重视人生的病，更重视生病的人。因此，构建中医健康管理服务体系，要坚持以人为中心，综合各医学流派和各学科之长，为人类健康服务。

**2. 注重过程管理，客观评价管理效果**　中医健康管理是一个实践过程，一般从建立健康档案开始。健康档案类似病案，但健康档案较病案更翔实，记录的内容包括个人信息、中医体检情况、西医体检情况、健康状况分析、专家咨询、会诊记录、用药情况、症状变化、跟踪服务，以及再体检、再评估、再干预等，既包括院内，也包括院外，是一个连续的管理服务过程。中医健康管理通过健康信息数据管理与统计系统对个体或群体的健康情况进行评价，以寻找最佳的干预手段，达到最佳的管理效果。

**3. 注重健康管理平台建设**　中医健康管理对现代信息技术有很高的要求，没有现代信息技术作基础，就无法实现市场化、规模化健康管理。健康管理信息平台需充分调动市场优势资源，搭建政府、医疗机构、社区、健康管理公司、个人等可查阅和联系的桥梁，采取广泛合作共建形式，由政府部门进行统筹监管。

**4. 合理应用循证医学**　为了保证健康管理的有效性，一定要寻找当下最好的干预手段，这就需要借助循证医学研究成果。循证医学可较快地获取信度高的成功或失败疗法的证据。健康管理实践不但是使用证据的过程，更是

创造证据的过程。体检作为健康管理的一部分，更是健康的信息库，依此才能生成独具特色的预警、预测、预报模型。

### （二）中医健康管理的基本内容

中医健康管理包括中医体质辨识和信息采集、中医健康评估和中医特色疗法综合干预。

**1. 中医体质辨识和信息采集** 中医体质辨识早在《黄帝内经》《伤寒论》等经典著作中就有论述，历代医家也不乏有关体质的论述。体质学说认为，体质不仅可以决定能否发病和对某种致病风险因素的易感性，还可决定疾病的程度，甚至可以决定疾病的预后。因此，对体质的辨识及调理，不仅有助于预防各种疾病的发生，还能指导辨证施治。

信息采集是通过中医体检和西医体检获得个人的相关信息，从而有针对性地进行健康指导。中医健康体检是在中医理论指导下，结合传统的望闻问切四诊，确定被检者的体质、脏腑、经络、气血的健康状态，整体评估当前的功能状态。

**2. 中医健康评估** 评估是中医健康管理服务体系的重要环节，是获得体质类型、功能状态和易患疾病的有效手段。中医健康评估包括健康状态评估（健康、亚健康、亚临床、疾病状态）、疾病风险预测（某些疾病危险因素的增高与下降）、已患疾病、环境适应能力、心理指数、生存质量、生命周期中医诠释等。正确的评估是下一步干预的基础，根据综合评估结果，专家给出干预方案。对健康人群可采用辨体施养方案（零级预防方案）；对亚健康和亚临床人群可采用亚健康状态调理方案（一级预防、二级预防），努力改善其偏颇体质，增强抵抗力，预防相关疾病的发生；对已病人群可安排门诊治疗、专家会诊或住院治疗（三级预防）。

**3. 中医特色疗法综合干预** 综合干预包括开设健康调养咨询门诊，对亚健康、亚临床人群进行中医辨证论治，因人、因病、因体质进行个性化用药，规范使用中药、中成药、药茶、药酒、药膳等，综合使用饮食调养、针刺、灸法、拔罐、推拿、穴位敷贴、足疗、药浴、熏洗（蒸）、药膳、刮痧、音疗、起居保养、四季养生、精神调摄、经络调理等。综合干预是中医健康管理服务体系最核心的内容，是维护健康的必要手段。

## 五、中医健康管理的学科性质

中医健康管理涉及中医学、西医学、管理学、预防医学、心理学、行为科学、健康教育与健康促进等多个学科的知识和技术手段，是多学科交叉的边缘学科。

### （一）中医健康管理与健康管理的关系

健康管理是为了适应现代健康需求而产生的一种医疗服务模式。中医健康管理是在健康管理的基础上，为适应国情，解决百姓的健康问题，结合中医学的特色理论和行之有效的实施方法而产生的医疗服务模式，并在不断完善的过程中。中医健康管理是基于中医学理论，体现的是中医学的健康观，其独特的健康信息收集与预测、干预方法等是健康管理较少涉及的。

### （二）中医健康管理与中医学的关系

中医健康管理是以中医为主体，运用现代技术手段，借鉴现代健康管理理念，并与时俱进，以契合现代健康需求。中医是以自然科学为主体、与人文社会科学相融合的科学知识体系，是多学科相互渗透的产物。其理念包含健康管理的精神，并与健康管理的多个学科具有融通性。

### （三）中医健康管理与中医其他学科的关系

中医健康管理与中医未病学、中医体质学、中医养生康复学、中医疾病预测学等学科均存在交集，汲取了其中的某些理论以充实自身的理论体系，从而有效指导实践。其中中医未病学中的思想是中医健康管理的主要理论之一，中医体质学的发展与实践促进了中医健康管理的形成与实践，中医疾病预测学使中医健康管理的预测评估更系统和便于实施，中医养生康复学使中医健康干预调护更加体系化。

### （四）中医健康管理与管理学的关系

管理是通过计划、协调、组织和控制以使资源利用最优化，实现在最适宜的时间内把最有效的资源用在最恰当的地方以发挥最合适的作用。因此，现代管理不局限于政府和商业机构，其他社会组织也需要管理。中医健康管理侧重的是如何将中医健康理念进行实施，是结合我国国情和当代社会的个人及人群健康情况，整合可以利用的医疗资源，将理论与实践进行最优化运用。

### （五）中医健康管理与其他现代学科的关系

中医健康管理既参与一级预防，又涉及二级预防与疾病康复，更包括健康信息的综合管理。与传统公共卫生服务不同，健康管理者与其服务对象是直接交流，提供更具有针对性的服务，亦即服务的个体化。健康管理学注重从效率角度评价干预措施，不同于临床医学主要从医学角度评价效果。中医健康管理是结合社会医学与卫生事业管理的相关知识进行学科发展。中医健康管理服务还涉及卫生经济学的知识，具有经济学的学科属性。随着学科建设及研究的深入，中医健康管理学科在理论和应用方面的建设会逐步丰富。

# 第三节　中医健康管理的服务内容

中医健康管理的服务范围涉及婴幼儿、孕产妇、老年人群和慢性病人群。

## 一、婴幼儿的中医健康管理

婴幼儿是婴儿和幼儿的统称，一般是指 0~6 岁的幼小儿童。婴幼儿处于生长发育的过程中，在形体、心理等方面与成年人完全不同。我国开展婴幼儿健康管理始于 20 世纪 80 年代，主要由医疗保健机构，尤其是基层单位提供服务。婴幼儿生长发育迅速，所以婴幼儿的健康管理需注重对生长发育的监测、评估和促进。婴幼儿发生的疾病，一方面是自身正气不足，御邪能力低下，另一方面是对某些病邪易感。婴幼儿多易感六淫及疫疠之邪，内多伤于乳食，七情失调相对较少，遗传、意外等因素较多。

风、寒、暑、湿、燥、火六种外感病邪是婴幼儿发病的主要因素。其中风为百病之长，常兼他邪而伤人，且袭人致病最多。婴幼儿肺常不足，风邪从口鼻、皮毛进入人体，易引起感冒、咳嗽、哮喘、肺炎等疾病的发生。风为阳邪，善行数变，病变迅速。小儿外感风邪常兼他邪而伤人，如夹湿、夹热等。另外，婴幼儿还容易感受疫疠之气，而引起时行疾病，如麻疹、水痘、小儿麻痹症、丹痧等，一般病情较重且有强烈传染性。婴幼儿脾常不足，饮食又不能自控，喂养稍有不当，就会损伤脾胃，妨碍营养物质的消化吸收，影响生长发育。婴幼儿哮喘、癫痫、出血、胎黄等的发病都跟遗传有密不可分的关系。先天禀赋的不同决定了个人体质的不同，从而使机体对外邪的易感性和耐受性不同，所以中医健康管理的方法也不同。婴幼儿生活不能自理，健康管理主要依赖父母。其方法主要分为规避外邪和调节饮食两个方面。外邪要避寒热，饮食勿饥勿饱，采用各种方法保证婴幼儿的健康成长。

## 二、孕产妇的中医健康管理

中医学认为，女性妊娠期间脏腑、经络的阴血下注冲任以养胎元。因此整个机体会呈现"血气不足"的特点，并有"产前一盆火"之说。妊娠初期，由于血聚于下，冲脉气盛，肝气上逆，胃气不降，则会出现饮食偏嗜、恶心作呕、晨起头晕等现象，一般经过 20~40 天，症状多能自然消失。孕产妇的中医健康管理包括以下几个方面。

**1. 饮食调养** 孕产妇应调饮食，淡滋味，避寒暑，并根据妊娠不同时期给予不同的营养以逐月养胎。要注意饮食搭配，不过食五味，因多食酸伤肝，多食苦伤心，多食甘伤脾，多食辛伤肺，多食咸伤肾，故孕妇宜均衡饮食，少食辛酸煎炒肥甘生冷。

**2. 调畅情志** 孕妇应保持心情舒畅，情绪稳定，避免精神紧张，以免影响胎儿发育。孕妇应居住舒适、静雅的环境，以保持心情舒畅，气机调和。

**3. 起居有常** 在生活起居方面，孕妇应顺应四时气候的变化，随时序而适寒温，避免环境、气候等造成的伤害。需慎起居，适度活动，以促进胎儿的发育，减轻分娩时的痛苦。妊娠早期及 7 个月后，应戒房事，以免损伤冲任、胞脉，而引起胎动不安，或堕胎、小产，或病邪内侵。孕期应劳逸适度，使气血调和，百脉顺畅，利于胎儿生长发育和分娩。要做到勿登高，勿临深，勿越险，勿负重。

**4. 谨慎用药**　凡峻下、滑利、祛瘀、破血、耗气及一切有毒药品都应慎用或禁用，必须使用时，必须在专业医师指导下使用。

### 三、老年人的中医健康管理

老年人的中医健康管理包括体质辨识与调理、经络保健与按摩、饮食调理与药膳食疗、运动保健与气功养生、心理调节与情志养生、针灸与推拿疗法等多个方面，目的是增进身体健康，提高生活质量，延缓衰老进程。

**1. 体质辨识与调理**　中医强调"因人而异，因时而变"，所以老年人的中医健康管理先要进行体质辨识，了解老年人的体质特点和健康状况，为后续调理提供依据。根据老年人的体质特点中医健康管理采取相应的调理方法，如平和调理、温补调理、清热调理等，以达到阴阳平衡、气血调和的目的。

**2. 经络保健与按摩**　中医学认为，人体的经络是气血运行的通道，经络的畅通与否对人体健康至关重要。老年人的中医健康管理中，经络保健是一个重要的内容。采取按摩、拍打、揉捏等手法刺激经络，可以促进气血运行，调整脏腑功能，增强免疫力，提高老年人的身体健康水平。

**3. 饮食调理与药膳食疗**　中医提倡"药食同源"，强调饮食与健康的密切关系。老年人的中医健康管理中，饮食调理十分重要。根据老年人的体质特点和健康状况，中医健康管理通过制定相应的饮食方案，如清淡饮食、补益饮食、养阴饮食等，以满足老年人的营养需求，预防和辅助治疗疾病。

**4. 运动保健与气功养生**　中医学认为，适当的运动可以促进气血运行，增强体质。老年人的中医健康管理，需根据老年人的体质特点和健康状况，制定针对性的运动方案，如太极拳、气功养生等，以增强体质，延缓衰老。

**5. 心理调节与情志养生**　中医学认为，情志与脏腑功能密切相关，情志不调会导致脏腑功能紊乱，从而影响健康。老年人的中医健康管理，通过心理疏导、情志调理等，帮助老年人调节情绪，缓解压力，提高心理素质。

### 四、慢性病的中医健康管理

俗话说，"疾病要三分治七分养"，充分说明调养在疾病治疗中的重要性。慢性病是一种长期存在的疾病状态，常见的慢性病有高血压、糖尿病、肝病恶性肿瘤等。老年人是慢性病的高发人群。随着老龄化社会的到来，慢性病已经成为人类健康的头号杀手。慢性病患者不仅自己长期经受病痛的折磨，也给家庭和社会带来沉重的经济负担。慢性病一般病因复杂、病情多样，需要治疗与调养并重。中医治疗慢性病的优势一直被广泛认可，"急性病看西医，慢性病看中医"已经成为就医者的一种观念，慢性病的中医健康管理具有重要意义。

**1. 未病先防，注重养生** 在形体锻炼方面有五禽戏、太极拳、八段锦等。药膳、食疗更是中医药的特色养生之道，不仅能够起到强身健体的作用，对很多慢性病还具有辅助治疗作用。慢性病患者由于长期的病痛折磨，容易发生情志异常，因此保持平和乐观的心态，减少不良情绪刺激，有助于慢性病的治疗。

**2. 药食同源，增进健康** 许多中药既是药物也是食物，如大枣、生姜、枸杞子、莲子、茯苓、薏苡仁、肉桂、花椒等，慢性病的患者可根据不同的疾病合理选择，长期服用。

# 第二章

# 中医健康管理的主要理论

## 第一节　中医健康观

传统中医学的"健康"是指在精神、意识、思维活动正常的前提下，保持机体内部功能活动的稳态、协调和生化有序，且与外在的自然环境、社会环境相适应的一种生命活动状态。中医的健康观可概括为形神合一、天人合一、阴平阳秘。

### 一、形神合一

形神合一说明人体生命活动中形与神密切相关，即人的精神活动与人的气血津液、脏腑肢节形体具有不可分割性。这种密切关系在生理方面主要体现在形为神之基、神为形之主等方面。

形体是人体生命存在的基础，有了形体才有生命，有了生命才能产生精神活动。《荀子·天论》曰："天职既立，天功既成，形具而神生。"指出人只有具备形体结构后，才能产生精神活动。神生于形，依附于形，但神又主宰着人体脏腑组织的功能活动及气血的运行，神的昌盛与否直接影响形体的盛衰存亡。因此，《素问·移精变气论》云："得神者昌，失神者亡。"《灵枢·天年》则直接提出："百岁，五脏皆虚，神气皆去，形骸独居而终矣。"认为神的存在是生命活动的前提。

《素问·上古天真论》云："上古之人，其知道者，法于阴阳，和于术数，饮食有节，起居有常，不妄作劳，故能形与神俱，而尽终其天年，度百岁乃去。"形是指身体和身体所具有的感觉器官，如中医学的脏腑经络、五官九窍、四肢百骸等有形躯体，循行于脏腑之内的精微物质，以及与它们相联系的感觉器官等。神是指人的意识活动，是人的生命活动现象的总称。它包括神、魂、志、意、魄等在内，以精血为物质基础。南北朝范缜在《神灭论》一书中提出："神即形也，形即神也。是以形存则神存，形谢则神灭也。"中医学十分重视人体精、气、形、神各自的作用，更重视它们之间的相互关系。神是人体生命活动的体现，而精、气、形是维持神的正常活动的物质基础和原动力。它们之间密切联系，相互为用，是人体健康的前提。这一理论被概括为"形神合一"观。"形神合一"是生命存在和健康的重要基础与保障。

神既是中医学的概念，也是中国古代哲学的概念。在古代哲学中，神是指调控宇宙万物发生发展变化的一种力量，是宇宙的主宰及规律。如《周易·系辞上》说："阴阳不测谓之神。"《素问·阴阳应象大论》云："天地之动静，神明为之纲纪，故能生长收藏，终而复始。"《荀子·天论》云："列星随旋，日月递炤，四时代御，阴阳大化，风雨博施。万物各得其和以生，各得其养以成，不见其事，而见其功，夫是之谓神。"因此，古代哲学范畴的神是有关宇宙万物发生发展变化的认识，而中医学的神是有关人体生命的认识，与古代哲学神的概念有严格的区别。

在自然环境和社会环境的影响下，人体脏腑会做出反应，于是便产生了神。其中，尤以心的生理功能最为重要。心藏神，主宰和协调人体脏腑形体官窍的生理活动，同时也主宰人体的心理活动，故称心为五脏六腑之大主。《素问·六节藏象论》特别强调说："心者，生之本，神之变也。"因此，以心为主的脏腑，以精气血津液为基础，对外界刺激做出应答。一方面，维持正常的心理活动，所谓"精神内守"，并以此主宰和协调机体内部的生理活动；另一方面，机体与外部环境的协调统一，也体现了神的存在。

脏腑精气对外界环境刺激而做出应答反应的结果，表现为精神、意识和思维活动。人有正常的精神、意识和思维活动，是以心为主的各脏腑功能活动协调整合的结果。外界事物的信息，通过心的忆念活动形成对事物表象的认识称为意。将意念保存下来，即通过记忆来累计事物表象认识的过程称为志。在此基础上酝酿思索，反复分析、比较事物的过程称为思。在反复思索的基础上，由近而远地估计未来的思维过程称为虑。在上述基础上，准确处理事务，支配行为对其做出适当反应的措施称为智。《灵枢·本神》说："所以任物者谓之心，心有所忆谓之意，意之所存谓之志，因志而存变谓之思，因思而远慕谓之虑，因虑而处物谓之智。"脏腑精气对外界刺激的应答还可产生不同的情志活动，如《素问·阴阳应象大论》说："人有五脏化五气，以生喜怒悲忧恐。"喜、怒、忧、思、悲、恐、惊7种情志活动，是人体对外界事物刺激所做出的肯定或否定的情绪体验和情感反应，脏腑精气的盛衰对不同情志的产生起着决定性作用。《灵枢·本脏》提到的"志意"，是指人的精神意识活动有自我调节和控制能力，这都说明神的产生与脏腑精气的生理作用密切相关。

保养形体非常重要。张景岳在《景岳全书·传忠录》中说："内形伤则神气为之消。""善养生者，可不先养此形以为神明之宅；善治病者，可不先治此形以为兴复之基乎？"着重强调了神依附形而存在，形盛则神旺，形衰则神衰，形体衰亡，生命便可告终。

如何做好保形全神呢？人之形体要不断地从自然界获取生存的物质，进行新陈代谢，维持人体生命活动。"保形"重在保养精血，《景岳全书》说："精血即形也，形即精血。"《素问·阴阳应象大论》指出："形不足者，温之以气，精不足者，补之以味。"阳气虚损者，需温补阳气；阴气不足者，需滋养精血，采用药物及饮食调养，以保养形体。此外，人体本身就是自然界的一部分，因此保养身体必须遵循自然规律，做到生活规律、饮食有节、劳逸适度、避其外邪、坚持锻炼，这样才能增强体质，促进身体健康。

## 二、天人合一

天人合一即人与自然环境、社会环境相适应。人生活在天地之间、宇宙之中，一切活动与大自然息息相关。这就是天人合一的思想。

《黄帝内经》把人与自然作为一个不可分割的整体，体现了中医学既重视人体自身的统一性、整体性，更重视人体与外界环境的相互关系。人的生理病理变化与自然界紧密相连，根据自然界的变化规律来理解人的生理病理机制，是天人合一整体观的根本法则。

古代劳动人民在生产生活实践中体会到，顺应自然规律则得益，违背自然规律就会受到自然的惩罚。同样，在养生中也要主动效法和顺应天地自然变化规律，这是保持健康长寿的基本原则。顺应四时气候变化规律，是养生保健的重要环节。人的情志变化与四时变化密切相关。春夏秋冬四时对人的情志变化、气血运行、脏腑功能等均产生一定影响，《黄帝内经·素问》设《四气调神大论》专篇，用以讨论顺应四季变化的特点调节精神情志问题。四气调神就是随春、夏、秋、冬四时之气，调肝、心、脾、肺、肾五脏所主神志，以达到人的精神情志适应四季变化、保持精神健康的目的。

人的阴阳气血随四季阴阳的变化而变化。《素问·八正神明论》说："天温日明，则人血津液而卫气浮，故血易泻，气易行。天寒日阴，则人血凝泣而卫气沉。"《灵枢·五癃津液别》说："天暑衣厚则腠理开，故汗出……天寒则腠理闭，气湿不行，水下留于膀胱，则为溺与气。"这说明，春夏阳气发泄，气血易趋向于表，故皮肤松弛，疏泄多汗；秋冬阳气收藏，气血易趋向于里，故皮肤致密，少汗多溺，由此古人提出"春夏养阳、秋冬养阴"的四时养生大法。

自然界四时阴阳变化与人的脏腑经络组织在生理和病理上有着密切的关系。根据脏腑的功能特点和五行学说，五脏分别对应五时，如肝主春、心主夏、脾主长夏、肺主秋、肾主冬。在各自所主时的季节，该脏之气就相对旺盛。同样，五时的变化也与经络、肌肤、骨骼等组织相关，如《素问·四时刺逆从论》说："春气在经脉，夏气在孙络，长夏在肌肉，秋气在皮肤，冬气在骨髓中。"说明经气随季节变动而发生变化。因此要根据四时变化和五行生克制化规律，保养脏腑经络。四季气候不同，除一般疾病外还有一些季节性常见病、多发病。例如，春季多温病，夏季多腹泻，秋季多疟疾，冬季多痹病等。某些慢性宿疾往往在季节变化和节气交换之时发作或加剧，如心肺疾患常在秋末冬初和气候突变时发作、癫痫易在春秋季发作、青光眼好发于冬季等，掌握和了解四季与疾病的关系以及疾病的流行情况，对预防疾病发生和发展、保持健康状态有着重要的养生学意义。

### 三、阴平阳秘

中医学用阴平阳秘概括生命的最佳状态。《素问·生气通天论》曰"阴平阳秘，精神乃治；阴阳离决，精气乃绝"，充分体现了中医健康观中动态平衡的思想。阴平阳秘意为阴气平和，阳气固密，阴阳平和协调，保持相对平衡，则身体健康，精神愉悦。阴平阳秘是中医学用阴阳学说对生命活动中各种功能之间复杂关系、有机联系及人体正常生理状态的抽象概括，也是对人体健康状态的表述。

阴阳最初的含义是指日光的向背，朝向日光为阳，背向日光为阴。如《说文解字》言："阴，暗也。水之南，山之北也。""阳，高明也。"这里阴阳的含义是原始的、朴素的，仅指日光的向背，并不具有哲学的含义。随着观察面的扩展，阴阳的朴素含义逐渐得到引申。如向日光处温暖、明亮；背日光处寒冷、黑暗，于是古人就以光明、黑暗、温暖、寒冷分阴阳。由此不断引申，几乎把自然界所有的事物和现象都划分为阴与阳两个方面。这时的阴阳不再特指日光的向背，而变为概括自然界具有对立属性的事物和现象双方的抽象概念。

人体是一个有机的整体，组成人体的脏腑经络、形体组织既有联系又各自有相互对立的阴阳两部分。《素问·宝命全形论》说："人生有形，不离阴阳。"

**1. 脏腑形体分阴阳** 脏腑及形体组织的阴阳属性大体来说上部为阳，下部为阴；体表属阳，体内属阴。就腹背四肢内外侧来说，背为阳，腹为阴；四肢外侧为阳，四肢内侧为阴。以脏腑来分，五脏属里，藏精气而不泻，故为阴；六腑属表，传化物而不藏，故为阳。

由于阴阳之中复有阴阳，所以分属于阴阳的脏腑形体组织还可再分阴阳。如体表属阳，皮肉为阳中之阳，筋骨为阳中之阴。再继续分，则皮肤为阳中之阳，肌肉为阳中之阴；筋为阴中之阳，骨为阴中之阴。

**2. 五脏分阴阳** 心肺居于上属阳，而心属火，主温通，为阳中之阳；肺属金，主肃降，为阳中之阴。肝、脾、肾居下属阴，而肝属木，主升发，为阴中之阳；肾属水，主闭藏，为阴中之阴；脾属土，居中焦，为阴中之至阴。故《素问·金匮真言论》说："背为阳，阳中之阳，心也；背为阳，阳中之阴，肺也。腹为阴，阴中之阴，肾也；腹为阴，阴中之阳，肝也；腹为阴，阴中之至阴，脾也。"

**3. 经络系统分阴阳**　其中十二正经中有手足三阴三阳经，属腑而行于肢体外侧面的为阳经，一阳分为三阳，因行于上肢与下肢的不同而分为手足阳明、少阳、太阳经；属脏而行于肢体内侧面的为阴经，一阴化为三阴，分别为手足太阴、厥阴、少阴经。奇经八脉中的跷脉与维脉，行于身体之内侧者，称阴跷、阴维；行于身体之外侧者，称阳跷、阳维。督脉行于背，有总督一身之阳经的作用，称为"阳脉之海"。任脉行于腹，有总任一身之阴经的作用，称为"阴脉之海"。络脉中分布于体表及身体上部的称为阳络，分布于内脏、肢体深层及身体下部的称为阴络。总之，人体脏腑经络及形体组织结构的上下、内外、表里、前后各部分之间无不包含着阴阳的对立统一。

# 第二节　中医健康体质理论

体质是指人体生命过程中，在先天禀赋和后天获得的基础上所形成的形态结构、生理功能和心理状态方面综合的、相对稳定的固有特质，是人类在生长发育过程中所形成的与自然、社会环境相适应的人体个性特征。中医对体质的认识由来已久，体质禀受于先天，得养于后天，贯穿于人的整个生命过程中。每个人都有自己的体质特点，这些特点体现于健康或疾病过程中。重视体质问题，不但有助于整体把握个体的生命特征，还有助于分析疾病的发生发展和演变规律，对诊断、治疗、预防疾病及养生康复均具有重要意义。

## 一、体质的形成

体质受先天和后天的影响，在生理上表现为功能、代谢及对外界刺激反应等方面的个体差异，在病理上表现为对某些病因和疾病的易感性或易害性，以及产生病变的类型与疾病传变转归中的某种倾向性。

## （一）先天禀赋

父母之精是生命个体形成的基础。先天禀赋的差异使人出生伊始就存在体质的不同，故《灵枢·寿夭刚柔》指出，"人之生也，有刚有柔，有弱有强，有短有长，有阴有阳"，说明人在出生之时已经初步具备了肥瘦、强弱、高矮、偏阴偏阳等不同的体质特征。可以说，遗传因素是决定体质形成和发展的根本原因。《灵枢·五音五味》提出"妇人之生，有余于气，不足于血"，说明男女两性存在生理病理上的差异，具有不同的体质特点。唐宗海《血证论》中专列"男女异同论"，即从两性体质的不同，论其证治有别。

先天禀赋是体质形成的基础，是人体体质强弱的前提条件。父母的生殖之精结合形成胚胎，禀受母体气血的滋养而不断发育，从而形成人体，这种形体结构便是体质在形态方面的雏形，故《灵枢·决气》说："两神相搏，合而成形。"张介宾称之为"形体之基"。因此，父母生殖之精的盈亏盛衰和体质特征决定着子代禀赋的厚薄强弱，影响着子代的体质。父母体内阴阳的偏颇和功能活动的差异，可使子代也有同样的倾向性。汉代王充《论衡·气寿》指出："禀气渥则其体强，体强则其命长，气薄则其体弱，体弱则命短，命短则多病短寿。"明朝万全的《幼科发挥·胎疾》认为，"子与父母，一体而分"。父母形质精血的强弱盛衰，造成了子代禀赋的不同，表现出体质的差异，诸如身体强弱、肥瘦、刚柔、长短、肤色、性格、气质，乃至先天性生理缺陷和遗传性疾病，如鸡胸、龟背、癫痫、哮喘、艾滋病等。先天之精充盈，则禀赋足而周全，出生之后体质强壮而少偏颇；先天之精不足，禀赋虚弱或偏颇，则生长发育障碍，影响身体素质和心理素质的健康发展。《医宗金鉴·幼科杂病心法要诀》说："小儿五迟之证，多因父母气血虚弱，先天有亏，致儿生下筋骨软弱，行步艰难，齿不速长，坐不能稳，要皆肾气不足之故。"可见体质的形成，先天因素起着关键性作用，但体质的发育和定型还受后天各种因素的综合影响。

## （二）后天因素

在体质的形成过程中，饮食起居、自然环境及社会因素都会产生一定的制约性影响，有时甚至起到决定性作用。

**1. 自然环境**　生命过程必然受到物质世界的制约和影响，而且人生存于特定的气候、地理环境中，自然环境的长期影响，气候条件的差异性必然使不同时空条件下的群体在形态结构、生理功能、心理行为等方面发生适应性变化。

不同地区或地域具有不同的地理特征，包括地壳的物理性状，土壤的化学成分、水土性质、物产及气候条件等，均可影响不同地域人群的饮食结构、生活方式、社会民俗等，影响其形态结构、生理功能和心理行为特征的形成和发展。《素问·异法方宜论》就详细论述了地域方土异同，人受到不同水土性质、气候类型、生活条件、饮食习惯影响，从而形成东、南、西、北、中五方人的体质差异及其特征。《医学源流论·五方异治论》指出："人禀天地之气以生，故其气体随地不同。"一般而言，西北之人形体多壮实，腠理致密；东南之人多体形瘦弱，腠理偏疏松；滨海临湖之人，多湿多痰；居住环境寒冷潮湿，易形成阴盛体质或湿盛体质。

**2. 社会变迁与个人境遇**　《黄帝内经》中曾论述了"尝富后贫""形志苦乐"等境遇变迁对体质的影响。社会的变迁，使人类的生存环境、生活习惯、社会习俗、道德水准、精神状态、饮食结构等具有迥然不同的特征，故不同历史条件下人类的体质呈现出与其所处时代相适应的变化趋向。开放的社会环境、激烈的生存竞争、快节奏的生活使人们的精神日趋紧张躁动，这已成为现代人最具代表性的心理特征。社会地位、个人境遇、疾病影响成为导致体质变异的重要原因。

**3. 饮食起居**　饮食五味是维持机体生命活动的基本条件。《素问·六节藏象论》说："天食人以五气，地食人以五味……味有所藏，以养五气，气和而生，津液成，神乃自生。"说明五味调和，滋养五脏可增强体质。相反，若五味偏颇，则脏气偏颇，体质也会有所变化。饮食结构和营养状况对体质有明显的影响。长期的饮食习惯和固定的膳食品种，日久可因体内某些成分的增减等而影响体质。如饮食不足，影响精气血津液的化生，可使体质虚弱；饮食偏嗜，使体内某种物质缺乏或过多，从而引起人体脏气偏盛或偏衰，形成偏颇体质，甚则成为导致某些疾病的原因。合理的膳食、科学的饮食、适当的营养则能促进身体的正常生长，使精气神旺盛，脏腑功能协调，痰湿不生，阴平阳秘，体质强壮。

**4. 过度劳作与安逸** 适度的劳作或体育锻炼，可使筋骨强壮，关节通利，气机通畅，气血调和，脏腑功能旺盛；适当的休息，有利于消除疲劳，恢复体力和脑力，维持人体正常的功能活动。劳逸结合有利于人体的身心健康，保持良好的体质。但过度的劳作则易损伤筋骨，消耗气血，致脏腑精气不足，功能减弱，形成虚性体质。如《素问·举痛论》说"劳则气耗"。《素问·宣明五气论》说"久立伤骨，久行伤筋"。而过度安逸，长期养尊处优，四体不勤，则可使气血流行不畅，筋肉松弛，脾胃功能减退，而形成痰湿体质。

**5. 年龄因素** 体质随个体发育而不断演变，每个阶段的体质特点是不同的。这是因为人有生、长、壮、老、衰的变化规律，在这个过程中，人体的脏腑经络及精气血津液的生理功能都发生着相应的变化。小儿生机旺盛，精气蓬勃生长，故称为"纯阳之体"。但由于精气阴阳均未成熟，故又称"稚阴稚阳"之体。小儿的体质特点是脏腑娇嫩，形气未充，易虚易实，易寒易热。明·万全《育婴秘诀·五脏证治总论》指出，小儿的体质特点为"五脏之中肝有余，脾常不足，肾常虚。心热为火同肝论，娇肺遭伤不易愈"。成年人一般精气血津液充盛，脏腑功能强健，体质类型比较稳定。老年人因脏腑功能衰退，故体质常表现出阴阳失调、代谢减缓、气血瘀滞等特点。

**6. 性别因素** 就体质学说而论，人类最基本的体质类型可分为男性体质和女性体质两大类。由于男女在遗传性征、身体形态、脏腑结构等方面的差别，相应的生理功能、心理特征也就有所不同，因而体质上也存在差异。男为阳，女为阴。男性多禀阳刚之气，脏腑功能较强，体魄健壮魁梧，能胜任繁重的体力和脑力劳动，性格多外向，粗犷，心胸开阔；女性多禀阴柔之气，脏腑功能较弱，体形小巧苗条，性格多内向，喜静，细腻，多愁善感。男子以肾为先天，以精、气为本；女子以肝为先天，以血为本。男子多用气，故气常不足；女子多用血，故血常不足。男子病多在气分，女子病多在血分。男子之病多由伤精耗气，女子之病多由伤血。此外，女子由于经、带、胎、产、乳等特殊生理过程，还有月经期、妊娠期和产褥期的体质改变。当月经来潮后，体内会发生明显的周期性变化，故中医学有经期感冒、热入血室等。

**7. 情志因素**　情志泛指喜、怒、忧、思、悲、恐、惊等心理活动，是人体对外界客观事物刺激的正常反应，反映了机体对自然、社会环境变化的适应调节能力。情志活动的产生和维持有赖于脏腑的功能活动，是以脏腑精气阴阳为物质基础的。七情的变化可以通过影响脏腑精气的变化而影响人的体质。所以精神情志，贵在和调。情志和调，则气血调畅，脏腑功能协调，体质强壮；反之，长期强烈的不良情志刺激，持久的情志活动超过了人体的生理调节能力，就可导致脏腑精气不足或紊乱，给体质造成不良影响，气郁体质多由此起。气郁化火，伤阴灼血，又能导致阳热体质或阴虚体质。气血不畅还可形成血瘀型体质。情志变化导致的体质改变还与某些疾病的发生有特定的关系，如郁怒不解，情绪急躁的"木火体质"易患眩晕、中风等病证；忧愁日久，郁闷寡欢的"肝郁质体"，易诱发癌症。因此，保持良好的精神状态，对体质健康十分有益。

## 二、体质的分类

古代医家从不同角度对体质进行了分类。《黄帝内经》中有诸多体质分类的论述。《灵枢·阴阳二十五人》根据阴阳五行理论将体质分为"木形之人""火形之人""土形之人""金形之人"和"水形之人"5种基本体质类型；《灵枢·行针》根据人体阴阳之气的多少及盛衰将体质分为"重阳之人""重阳有阴""阴阳和调"和"多阴而少阳"4种类型；《灵枢·通天》根据阴阳的多少，结合个体的行为表现、心理特征和生理功能将体质分为5种类型，即"太阴之人""少阴之人""太阳之人""少阳之人"和"阴阳和平之人"。《灵枢·逆顺肥瘦》根据人体形态结构及气血情况等，将体质分为"肥人""瘦人""常人""壮士"和"婴儿"等类型；《灵枢·论勇》根据人格心理特征在勇方面的差异，将体质分为"勇"和"怯"两种；《素问·血气形志》根据心理方面的差异，将体质分为"形乐志苦""形乐志乐""形苦志乐""形苦志苦""形数惊恐"等5种类型。到了东汉末年，张仲景又提出"强人""羸人""盛人""虚家""虚弱家""素盛今瘦""其人本虚""阳气重"等。明代张介宾采用藏象阴阳分类法将体质分为"阴脏型""阳脏型"和"平脏型"3种。

现代学者在古代体质分类法的基础上，结合临床实践对体质类型进行了划分，主要有三分法、四分法、五分法、七分法、九分法及十二分法等。本书以学术界公认的王琦教授提出的中医9种体质为分类标准，即平和质、气虚质、阳虚质、阴虚质、痰湿质、湿热质、血瘀质、气郁质及特禀质，其中平和质为理想体质，其他8种为偏颇体质。

## （一）平和质

面色红润，皮肤滑润，头发稠密有光泽，目光有神，唇红齿白，精力充沛，不易疲劳，睡眠良好，胃纳佳，二便正常，舌色淡红，苔薄白，脉和缓有力。

**1. 形成原因**  先天禀赋充足，后天调养得当。

**2. 总体特征**  机体阴阳气血调和，以精力充沛、体态适中、面色红润为主要特征。

**3. 形体特征**  体形匀称健壮。

**4. 心理特征**  性格随和开朗。

**5. 发病倾向**  平素患病较少。

**6. 环境适应能力**  对自然环境和社会环境适应能力强。

**7. 常见兼夹体质**  无。

## （二）气虚质

平素气短懒言，语音低弱，精神不振，疲劳易汗，偶有低热，舌淡红，舌边齿痕，脉弱。

**1. 形成原因**  先天禀赋不足，后天失于调养所致，如父母孕育时体弱、胎儿早产、后天喂养不当、偏食、厌食，或好逸恶劳、熬夜发怒、手淫纵欲、久病年老等原因而形成。

**2. 总体特征**  元气不足，脏腑功能减退，以疲乏、气短、自汗等气虚证为主要特征。

**3. 形体特征**　肌肉松软不实。

**4. 心理特征**　性格内向，不喜冒险。

**5. 发病倾向**　易患感冒、内脏下垂等病，病后康复缓慢。

**6. 环境适应能力**　不耐风、寒、暑、湿。

**7. 常见兼夹体质**　血瘀体质、阳虚体质、痰湿体质。

## （三）阳虚质

平素畏寒肢冷，手足不温，喜热饮食，精神不振，舌淡胖嫩，舌边齿痕，脉沉迟。

**1. 形成原因**　多由先天不足、病后或产后虚弱、年老虚衰、过度劳累、过服寒凉、暴饮暴食、长期输液等原因而形成。

**2. 总体特征**　阳气不足，脏腑功能减退或衰弱，以产热不足、畏寒怕冷、手足不温等虚寒证为主要特征。

**3. 形体特征**　肌肉松软不实。

**4. 心理特征**　性格沉静、内向。

**5. 发病倾向**　易患痰饮、肿胀、泄泻、不孕、痛经等病，感邪易从寒化，易感风、寒、湿邪。

**6. 环境适应能力**　耐夏不耐冬。

**7. 常见兼夹体质**　血瘀体质、气虚体质。

## （四）阴虚质

手足心热，口燥咽干，鼻目干涩，五心烦热，易怒眠差，喜冷饮，大便干燥，小便短黄，舌红少津或少苔，脉细数。

**1. 形成原因**　多由先天不足、后天失养、五志过极、房事不节、过服温燥、长期熬夜等原因而形成。

**2. 总体特征**　精血津液等阴液物质亏少，机体滋润、濡养功能减退，以口燥咽干、手足心热等虚热证为主要特征。

**3. 形体特征**　体形偏瘦。

**4. 心理特征**　性情急躁，外向好动、活泼。

**5. 发病倾向** 易患虚劳、遗精、不寐等病，感邪易从热化。

**6. 环境适应能力** 耐冬不耐夏；不耐暑、热、燥。

**7. 常见兼夹体质** 血瘀体质、气虚体质。

## （五）痰湿质

面部油腻，汗多痰多，时有胸闷，口黏腻或甜，喜食肥甘，苔腻，脉滑。

**1. 形成原因** 多由先天遗传、起居失常、七情内伤、饮食偏嗜、进食过快、缺乏运动等原因而形成。

**2. 总体特征** 机体水液代谢障碍，痰湿凝聚，以形体肥胖、身重如裹、口黏苔腻等痰湿证为主要特征。

**3. 形体特征** 体形肥胖，腹部肥满。

**4. 心理特征** 性格偏温和，稳重，善于忍耐。

**5. 发病倾向** 易患消渴、中风、胸痹等病。

**6. 环境适应能力** 不适应潮湿环境。

**7. 常见兼夹体质** 气郁体质、血瘀体质。

## （六）湿热质

面垢油光，易生痤疮，口干，口苦，口臭，身重困倦，大便黏滞不畅或燥结，小便短黄，男性易阴囊潮湿，女性易带下量多色黄，舌质偏红，苔黄腻，脉滑数。

**1. 形成原因** 多由先天不足、长期居住潮热环境、长期饮酒、喜食肥甘、滋补不当等原因而形成。

**2. 总体特征** 机体外感湿邪或内生湿浊，蕴而化热，以面垢油光、口苦、苔黄腻等湿热证为主要特征。

**3. 形体特征** 体形中等或偏瘦。

**4. 心理特征** 急躁易怒。

**5. 发病倾向** 易患疮疖、黄疸、热淋、口疮等病。

**6. 环境适应能力** 对湿热交蒸气候难适应。

**7. 常见兼夹体质** 阴虚体质、阳虚体质。

## （七）血瘀质

肤色晦暗，色素沉着，容易出现瘀斑，口唇暗淡，舌紫暗或有瘀点，舌下络脉曲张或紫黯，脉涩。

**1. 形成原因** 多由先天不足、后天外伤、忧郁气滞等原因而形成。

**2. 总体特征** 机体血行不畅，瘀血内阻，以肤色晦暗、舌质紫黯等血瘀证为主要特征。

**3. 形体特征** 胖瘦均见。

**4. 心理特征** 急躁易怒，心烦健忘。

**5. 发病倾向** 易患疲劳、痛证、血证、中风、胸痹、高血压、静脉曲张等。

**6. 环境适应能力** 不耐风寒。

**7. 常见兼夹体质** 气郁体质、湿热体质。

## （八）气郁质

神情抑郁，情志不舒，情感脆弱，烦闷不乐，舌淡红，苔薄白，脉弦。

**1. 形成原因** 多由先天遗传、精神刺激、忧郁思虑、更年期等原因而形成。

**2. 总体特征** 机体气机瘀滞，以神情抑郁、忧虑脆弱等气郁证为主要特征。

**3. 形体特征** 体形偏瘦。

**4. 心理特征** 性格内向不稳定，忧郁脆弱，敏感多虑。

**5. 发病倾向** 易患脏躁、梅核气、百合病、郁证等。

**6. 环境适应能力** 对精神刺激适应能力较差，不适应阴雨天气。

**7. 常见兼夹体质** 血瘀体质、痰湿体质、湿热体质。

## （九）特禀质

过敏体质者常见哮喘、咽干、咽痒、鼻塞、打喷嚏等；患遗传性疾病者有先天性、家族性等特征；患胎传性疾病者具有母体影响胎儿个体生长发育及相关疾病的特征。

**1. 形成原因**　多由遗传疾病、先天疾病、胎传疾病等原因而形成。

**2. 总体特征**　先天失聪和遗传因素导致，以生理缺陷、过敏反应、遗传性疾病等为主要特征。

**3. 形体特征**　无特殊或有生理缺陷。

**4. 心理特征**　随禀质不同情况各异，多数人因常担心发病，而长期敏感、多疑、焦虑、抑郁。

**5. 发病倾向**　过敏体质者易患哮喘、荨麻疹、花粉症及药物过敏等；遗传性疾病，如血友病、先天愚型等；胎传性疾病，如"五迟"（立迟、行迟、发迟、齿迟、语迟）、"五软"（头软、项软、手足软、肌肉软、口软）、胎惊、胎痫等。

**6. 环境适应能力**　适应能力差，易引发宿疾。

**7. 常见兼夹体质**　随禀质不同，可兼夹各类体质。

## 三、体质与疾病

### （一）体质与发病

《内经》十分强调体质在发病学中的重要作用。《灵枢·本脏》说："五脏皆坚者，无病；五脏皆脆者，不离于病。"《素问·刺法论》说："正气存内，邪不可干。"《素问·经脉别论》也载："勇者气行则已，怯者则著而为病。"这均说明发病与否是正气盛衰不同造成的，而正气是由体质产生的，是体质的具体化，正气强弱是体质强弱的反映。因此，体质因素是发病与否的先决条件。同时，不同的体质对致病因素或不同疾病具有不同的易感性。《素问·评热病论》指出："邪之所凑，其气必虚。阴虚者，阳必凑之。"临床上相同的疾病往往能找到相同或类似的体质特征。《素问·通评虚实论》认为："消瘅仆击，偏枯痿厥，气满发逆，甘肥贵人，则膏粱之疾也。"说明膏粱厚味，损伤脾胃，运化失职，湿聚生痰，痰郁化热是诸病重要的体质基础。

### （二）体质与病性

体质不同而病变各异，而且即使相同病因致病，由于人体体质的差异也会产生不同的病理变化和传变过程。阴虚或阳盛体质，邪多从阳化热、化燥；阳虚或阴盛体质，邪多从阴化寒、化湿。因此《灵枢·五变》将"一时遇风，同时得病，其病各异"的原因归结为个体体质的特殊性。

可以说，平和体质是决定健康状态的重要基础和条件，偏颇体质是疾病形成与发展的重要原因。许多疾病往往因体质不同而表现各异，即同病异质则异证；或不同的疾病，由于机体反应状态相近而表现相同，即异病同质而同证。特别是在慢性疾病过程中，疾病的性质主要是由体质决定的。

### （三）体质与疾病传变

疾病的传变情况、预后等也受体质因素的影响。这是因为疾病在传变过程中不仅与致病因子有关，更取决于体质对应激源的反应性和适应性。《素问·风论》提出："风之伤人也，或为寒热，或为热中，或为寒中，或为疠风，或为偏枯，或为风也，其病各异。"说明邪气虽一，但传变迥异，原因在于体质有别。在《内经》理论中，体质还是预测疾病预后凶吉的重要依据。《灵枢·论痛》说："同时而伤，其身多热者易已，多寒者难已。"说明气盛体强病易愈，气衰体弱病难已。

体质因素决定着个体对某些病邪的易感性、耐受性。体质反映了机体自身阴阳寒热的盛衰偏倾，这种偏倾性决定了个体的功能状态的不同，因而对外界刺激的反应性、亲和性、耐受性不同，正所谓"同气相求"。一般而言，偏阳性体质者易受风、暑、热之邪而耐寒，感受风邪易伤肺脏，感受暑热之邪易伤肺胃及肝肾之阴气。偏阴性体质者易感受寒湿之邪而耐热，感受寒邪后易入里，常伤脾肾之阳气，感受湿邪易困遏脾阳，外湿引动内湿而为泄为肿等。小儿气血未充为稚阴稚阳之体，常易感受外邪或因饮食所伤而发病。正如吴德汉《医理辑要·锦囊觉后编》所说："要知易风为病者，表气素虚；易寒为病者，阳气素弱；易热为病者，阴气素衰；易伤食者，脾胃必亏；易劳伤者，中气必损。"

体质因素还决定着发病的倾向性。脏腑组织有坚脆刚柔之别，个体对某些病因的易感性不同，因而不同体质的人发病情况也各不相同。《灵枢·五变》指出："五脏皆柔弱者，善病消瘅。""小骨弱肉者，善病寒热。""粗理而肉不坚者，善病痹。"一般而言，小儿脏腑娇嫩，体质未壮，易患咳喘、腹泻、食积等疾。年高之人，五脏精气多虚，体质转弱，易患痰饮、咳喘、眩晕、消渴等病。阳虚阴盛体质者易患肝郁气滞之证。此外遗传性疾病、先天性疾病的发生，以及过敏体质的形成，也与个体体质密切相关。这是因为不同的种族、民族、遗传因素和生活环境不同，形成了体质的差异，即对某些疾病的易感性、抗病能力和免疫反应不同。

## 四、体质与辨证

体质影响着病证的形成，个体体质的特殊性往往导致机体对某种致病因子的易感性。体质制约着病证的传变与转归。体质的差异导致病证的多变性，病因、疾病相同，体质不同，证亦不同；疾病不同，体质相同，证亦相同，即体质是同病异治、异病同治的基础，在证候诊断方面，应据质求因，据质定性，据质明位，据质审视。

体质是辨证的基础，决定疾病的证候类型。例如，感受相同的致病因素或患同一种疾病时，因体质的差异可表现出阴阳表里、寒热虚实等不同的证候类型，即同病异证。如同样感受寒邪，素体强壮，正气可以御邪于肌表者，表现为恶寒发热、头身疼痛、苔薄白、脉浮等风寒表证；而素体阳虚，正不胜邪者，一发病就易出现寒邪直中脾胃的畏寒肢冷、纳呆食减、腹痛泄泻、脉象缓弱等脾阳不足之证。另外异病同证的产生也与体质密切相关。感受不同的病因或患不同的疾病，体质相同者，常可表现为相同或类似的证候类型。

## 五、体质与治疗

现代预防医学建立了三级预防的观念，"治未病"理论包含了丰富的三级预防思想，特别强调一级预防，而且是以体质为出发点进行阐述的。在预防医学悄然兴起的医学背景下，"治未病"理论的体质预防观愈显出其科学价值。

体质有阴阳之别，强弱之分，偏寒偏热之异，所以在治疗中，常以患者的体质状态作为立法处方用药的重要依据。针对证候的治疗实际上包含了对体质内在的调整，是根本的治疗，也是治病求本的反映。如面色白而体胖，属阳虚体质者，感受寒湿阴邪，易从阴化寒化湿，当用温阳祛寒或通阳利湿之品；面色红而形瘦，属阴虚体质者，若感受寒湿阴邪，反易从阳化热伤阴，治宜用清润之品，慎用寒凉伤阳之药。针刺治疗也是如此。体质强壮者，多发为实性病证，当用泻法；体质虚弱者，多发为虚性病证，当用补法。如《灵枢·根结》说："刺布衣者深以留之，刺大人者微以徐之。"

## 六、体质与调护

体质理论可视为对人体健康状况的一种认识，通过调护可以增强体质，维护人体健康。调护有助于增强体质，主要体现于以下几个方面：其一，维护机体对内外环境变化的适应性，克服由于这种变化所产生的危害。例如《灵枢·刺节真邪》描述了在春温、夏热、秋凉、冬寒的不同季节里，人体产生适应性调节的不同的生理特征。《素问·四气调神大论》指出，"夫四时阴阳者，万物之根本也"，进而提出"春夏养阳，秋冬养阴，以从其根"的顺时摄养的原则与方法。这种从四时养生的思想，即维护人体对外界环境的周期节律性变化的适应能力。其二，控制个体体质的不良转变或争取良性转变。一般而言，虚弱体质向健壮体质的转变、阴阳偏差体质向阴阳匀平体质的转变、病理性体质转变为生理性体质等均属于体质的良性转变。

对于体质偏颇的人应该针对不同体质状态进行调养。例如，气虚体质的人常表现为疲劳乏力，语声低怯，肺脾两脏相对不足，抵抗力和消化功能比较弱，故养生原则为补脾健脾。在饮食养生上应细水长流，忌冷抑热。在生活起居上应避风寒，不要过劳；在药物方面上应四君益气、屏风固表。

痰湿体质的形成与生活方式关系密切，其调护原则是健脾祛湿。在饮食上应口味清淡；在生活起居上应少用空调，衣服宽松；在药物方面应健运脾胃，兼祛痰湿。

阴虚体质是阴液相对不足，故养生原则是镇静安神。在饮食上应多吃水果，少吃辛辣之品；在生活起居上应工作和生活有条不紊。

瘀血体质很容易产生各种以疼痛为主要表现的疾病，故养生的原则是疏肝活血。在饮食上应忌食寒凉；在生活起居上应多运动，少坐在电脑前；在药物方面应逍遥疏肝、桃红活血。

气郁体质的养生原则是疏肝理气，补益肝血。在饮食上应补肝血，少饮酒；在生活起居上应多听音乐，多旅游；在药物方面应逍遥越鞠、枸杞、当归。

阳虚体质的养生原则是"不伤不损阳气"。在饮食上应忌食生冷，多吃温热之品；在生活起居上应注意保暖，多动少熬夜；在药物方面应平和补阳，防止燥热。

# 第三节 中医"治未病"理论

"治未病"是中医学的一大特色和优势，是中医学理论体系中最具影响的理论之一。它根植于中国文化的肥沃土壤，体现了中医学重要的防治思想，现已成为中医药防治疾病的指导原则。

## 一、"治未病"概述

**1. "治未病"的内涵**　"治未病"发端于《黄帝内经》，迄今已两千多年。《素问·四气调神大论》云："圣人不治已病治未病，不治已乱治未乱。"《淮南子·说山训》云："良医者，常治无病之病，故无病；圣人者，常治无患之患，故无患也。"其倡导珍惜生命，注重养生，防患于未然，是医学的最高境界。孙思邈《备急千金要方·卷二十七》指出："上医医未病之病，中医医欲病之病，下医医已病之病。"他将疾病分为"未病""欲病"和"已病"三个层次，即"上医"重视预防疾病，"中医"医治即将发生的疾病，"下医"医治已发生的疾病。"治未病"的"治"并不单纯指医疗，还包括管理、整理、治理、研究等寓意。

"治未病"是针对病之未生、病之未发、病之未成的状态进行干预调整，以达到未病先防、既病防变、瘥后防复的目的。中医对健康认识的特点基于整体观念，健康在于"和"。人的个体、人与自然、人与社会和谐统一，便可称为良好的健康状态，即未病态。相对于未病态与已病态，还有一种状态介于两者之间，这便是欲病态。欲病态是疾病早期症状较少且较轻的阶段。未病态、欲病态、已病态是一个连续的发展过程。欲病态可经过提早干预恢复到未病态，也可以进一步发展为已病态，三种状态是一个动态发展的关系。

**2. "治未病"的意义**　"治未病"的关键在于发现"未病"，然后才能采取正确的措施进行干预。对于"未病"，《难经》云："所谓治未病者，见肝之病，则知肝当传之于脾，故先实其脾气，无令其受肝之邪，故曰治未病焉。"在治"已病"的同时，须尽早采取有效措施，阻断其传变，防止并发症的发生。清代叶天士治疗温病，提出的"先安未受邪之地"也体现了"治未病"的理念，意思是未病先防。疾病初期一般病位较浅，病情较轻，正气受损不重，早期治疗十分重要。正如《医学源流论》所说："病之始生，浅则易治，久而深入，则难治。""故凡人少有不适，必当即时调治，断不可忽为小病，以致渐深；更不可勉强支持，使病更增，以贻无穷之害。"疾病早期得以治疗，就不会进一步发展。否则，等到病邪强盛、病情深重时再去治疗就比较困难了。

"治未病"主张通过饮食、运动、精神调摄等养生保健方法和手段维持人体的阴阳平衡，提高机体的防病抗病能力，做到"正气存内，邪不可干"，从而使机体处于"精神内守"的健康状态。从健康管理的角度而言，"未病"时期的干预对于防止疾病进一步深入传变尤为重要。中医"治未病"理论以整体思想为指导，致力于调整机体整体状态，经过历代医家不断传承与发挥，目前已在预防、诊断、治疗、养生等方面得到了广泛应用，对健康管理起到了很好的指导性作用。

## 二、"治未病"的范畴

殷墟出土的文物表明，当时人们已知道防虫、排水、清扫等卫生措施。《商书·说命》明确提出"有备无患"，说明人们已认识到预防的重要性。

《庄子·齐物论》记载了西周时人们已认识到气候异常可导致疾病流行，长居湿地会发生腰疾。《周礼·疾医篇》说"百病怒起""忧郁生疾"，说明气候、居住环境、情志等均可导致疾病的发生。

"治未病"是要预先采取措施，防止疾病的发生、发展与传变。从历代医家对中医"治未病"理论的具体应用情况来看，"未病"不仅是指机体处于尚未发生疾病时的状态，而且包括疾病在动态变化中可能出现的趋向和未来可能表现出的状态，包括疾病微而未显（隐而未现）、显而未成（有轻微表现）、成而未发（有明显表现）、发而未传（有典型表现）、传而未变（有恶化表现）、变而未果（表现出愈或坏、生或死的紧急关头）的全过程，是一个复杂的系统工程。归纳起来"治未病"的范畴主要包括以下几方面的内容。

## （一）未病养生，重在预防（治其未生）

《内经》十分重视人体正气在抗邪防病中的主导作用，指出"夫精者，生之本也，故藏于精者，春不病温"；"正气存内，邪不可干"，把预防寓于养生之中进行。"治未病"是在疾病发生之前就积极采取措施，防止疾病的发生。《灵枢·逆顺》云："上工刺其未生者也……故曰：上工治未病，不治已病。"这些关于未病先防的预防思想，要求健康人在平素就应注意保养身体，防止疾病的发生。如《素问·四气调神大论》曰"春发陈、秋容平、冬闭藏"等亦强调了顺四季而养生。清代名医陈根儒深有体会地说："防其已然，防之未必能止；不如防其未然，使不能传之。"现代的民间谚语也说得十分形象："洪水未到先垒坝，疾病没来先预防。"

## （二）欲病救萌，防微杜渐（治其未成）

《素问·阴阳应象大论》指出："故邪风之至，疾如风雨，故善治者治皮毛，其次治肌肤，其次治筋脉，其次治六腑，其次治五脏，治五脏者，半死半生矣。"这里治皮毛，即强调早期治疗。疾病尚处于萌芽阶段时，病邪较轻、病位较浅、正气尚足、修复能力较强。此时是治疗的最佳时机，应积极地采取各种措施，促使疾病早期治愈，防止病情进一步发展。《素问·八正神明论》曰"上工救其萌芽"，就是说疾病虽未发生，但已出现某些先兆，或处于萌芽状态时，应采取措施，防微杜渐，防止疾病的发生。

### （三）适时调治，防其发作（治其未发）

中医学认为，治疗疾病如同打仗用兵一样要把握好时机。打仗用兵要权衡敌我双方的力量，并结合天时和地利把握发兵的最佳时机。中医"治未病"理论认为，治疗疾病也要掌握正邪双方的力量关系，抓住最佳治疗时机进行适时调治。对于发作性疾病以及一些慢性疾病的治疗，要及时发现其潜在而未发的病理因素，如《素问·刺热论》指出："肝热病者，左颊先赤……病虽未发，见赤色者刺之，名曰治未病也。"

### （四）已病早治，防其传变（治其未传）

这是指既病之后，宜及早治疗，防止疾病传变。也就是在疾病治疗的过程中，要把握时机，防止疾病向严重复杂的方向发展，这就是《素问·阴阳应象大论》所谓"见微得过，用之不殆"之意。其目的在于防止疾病的传变与加重。《金匮要略·脏腑经络先后病脉证篇》云："适中经络，未流传脏腑，即医治之。四肢才觉重滞，即导引、吐纳、针灸、膏摩，勿令九窍闭塞。"此即强调疾病的早期治疗。在疾病初期，一般病位较浅，病情较轻，对正气的损害也不甚严重，故早期治疗可达到医治的目的。正如《医学源流论》所云："病之始生浅，则易治；久而深入，则难治。"同时，还必须掌握疾病发展传变的规律，准确预测病邪传变趋向，对可能被影响的部位采取预防措施，阻止其发展、传变。《难经·七十七难》云："所谓治未病者，见肝之病，则知肝当传之于脾，故先实其脾气，无令其受肝之邪，故曰治未病焉。"

### （五）瘥后调摄，防其复发（瘥后防复）

疾病好转或治愈，若调理不当，很容易复发或产生后遗症。如《素问·热论》说："诸遗者，热甚而强食之，故有所遗也。"热病虽减，但还有余热蕴藏在内，此时勉强多进饮食则可助长热邪。对遗热和食复等后遗症应少食，以防止疾病复发。疾病初愈，虽然症状消失，但此时邪气未尽，正气未复，气血未定，阴阳未平，必待调理方能渐趋康复。所以病后在适当用药物巩固的基础上，还要配合饮食调养，注意劳逸得当，生活起居有规律，避免疾病的复发。

# 第三章
# 中医健康管理的基本特点

## 第一节　整体观念

　　整体观念是中医学关于人体自身的完整性及人与自然、社会环境的统一性的认识。整体观念认为，人体是一个有机整体，各脏腑、形体、官窍在结构上不可分割，在功能上相互协调、相互为用，在病理上相互影响。人生活在自然和社会环境中，生理功能和病理变化必然受到自然环境和社会条件的影响。人类在适应和改造自然与社会环境的斗争中维持着机体的生命活动。整体观念是中国古代哲学思想和方法在中医学中的具体体现，要求人们在观察、分析、认识和处理有关生命、健康和疾病等问题时，必须注重人体的完整性及人与自然及社会环境之间的统一性和联系性。

### 一、人与自然的统一

　　人类生活在自然界中，自然界存在着人类赖以生存的必要条件。大自然中的阳光、空气、水等是人类赖以生存的最佳环境。同时，自然环境的变化又可直接或间接地影响人体的生命活动。这种人与自然环境息息相关的认识即天人合一的整体观。

#### （一）自然环境对人体生理的影响

　　自然环境主要包括自然气候和地理环境，古人以"天地"名之。天地阴阳二气处于不断的运动变化之中，故人体的生理活动必然受到天地之气的影响而有相应的变化。

气候是由自然界阴阳二气的运动变化而产生的阶段性天气征象。一年间气候变化的规律一般是春温、夏热、秋凉、冬寒。自然界的生物在这种规律性气候变化的影响下出现春生、夏长、秋收、冬藏等相应的适应性变化，而人体生理也随着季节气候的规律性变化而出现相应的适应性调节。如《灵枢·五癃津液别》说："天暑衣厚则腠理开，故汗出……天寒则腠理闭，气湿不行，水下留于膀胱，则为溺与气。"同样，气血的运行，在不同季节气候的影响下也有相应的适应性改变。人体的脉象可随季节气候的变化而有相应的春弦、夏洪、秋毛、冬石的规律性变化。如《素问·脉要精微论》说："四变之动，脉与之上下。"李时珍《濒湖脉学》也指出了四时脉象的规律性变化："春弦夏洪，秋毛冬石，四季和缓，是谓平脉。"表明人体的生理功能随季节气候的变化而有相应的适应性调节。另外，人体经络气血的运行还受风雨晦明的影响。《素问·八正神明论》言天温日明，阳盛阴衰，人体阳气随之充盛，故气血无凝滞而易运行；天寒日阴，阴盛阳衰，人体阳气亦弱，故气血凝涩而难行。

不仅四季气候变化对人体生理活动有影响，一日之内的昼夜晨昏变化对人体生理也有不同影响，而人体也要与之相适应。《素问·生气通天论》说："故阳气者，一日而主外，平旦人气生，日中而阳气隆，日西而阳气已虚，气门乃闭。"这种人体阳气白天趋于体表、夜间潜于内里的运动趋向，反映了人体随昼夜阴阳二气的盛衰变化而出现的适应性调节。

地域环境是人类生存环境的要素之一，主要指地势的高低、地域性气候、水土、物产及人文地理、风俗习惯等。地域气候的差异、地理环境和生活习惯的不同，在一定程度上影响着人体的生理活动和脏腑功能，进而影响体质的形成。如江南多湿热，人体腠理多稀疏。北方多燥寒，人体腠理多致密。长期居住某地的人，一旦迁居异地，常感到不适应，或生皮疹，或生腹泻，习称"水土不服"。这是由于地域环境改变后，机体暂时不能适应的缘故，但经过一段时间后人体会逐渐适应。这说明地域环境对人体生理确有一定影响，而人体的内脏也具有适应自然环境的能力。

### （二）自然环境对人体病理的影响

人类适应自然环境的能力是有限的，如果气候变化过于剧烈或急骤，超过了人体的适应能力，或机体的调节功能失常，对自然环境的变化不能作出适应性调节时，就会导致疾病的发生。因此，疾病的发生关系到人体正气的适应、调节、抗邪等能力与自然界邪气的致病能力两个方面。若人体正气充沛，适应、调节及抗病能力强，能抵御邪气侵袭，一般不会生病；若气候环境恶劣，人体正气不足，抵御病邪的能力减退，则病邪就会乘虚而入。

在四时气候的异常变化中，每个季节都有其不同的特点。因此，除一般性疾病外，常可发生一些季节性疾病或时令性流行病。如《素问·金匮真言论》说："长夏善病洞泄寒中，秋善病风疟。"在疾病的发展过程中，或某些慢性病的恢复期中也往往因气候剧变或季节交替而使病情加重、恶化或旧病复发。如关节疼痛常在寒冷或阴雨天气时加重。也有一些疾病，由于症状加重而能预感到天气即将发生变化或季节要交替等情况，如《素问·风论》指出，头风病"先风一日则病甚"。

昼夜的变化对疾病也有一定影响。《灵枢·顺气一日分为四时》说："夫百病者，多以旦慧昼安、夕加夜甚……朝则人气始生，病气衰，故旦慧；日中人气长，长则胜邪，故安；夕则人气始衰，邪气始生，故加；夜半人气入脏，邪气独居于身，故甚也。"中午之前，人身阳气随自然界阳气的渐生而渐旺，故病较轻；午后至夜晚，人身阳气随自然界阳气的渐退而渐衰，故病加重。

地域环境不同对疾病也有一定的影响。某些地方性疾病的发生与地域环境的差异密切相关。如《素问·异法方宜论》指出，东方傍海而居之人易得痈疡，南方阳热潮湿之地易生挛痹。地域环境不同，人们易得的疾病也不一样。隋·巢元方《诸病源候论·瘿候》指出，瘿病的发生与"饮沙水"有关，已认识到此病与地域水质有密切关系。

### （三）自然环境与疾病防治的关系

由于自然环境的变化时刻影响人的生命活动和病理变化，因而在疾病的防治过程中必须重视外在自然环境与人体的关系，在养生防病中顺应自然规律，在治疗过程中遵循因时因地制宜原则。《素问·阴阳应象大论》说："故治不法天之纪，不用地之理，则灾害至矣。"

气候变化影响着人体的生理、心理和病理变化，故在养生防病中要顺应四时气候变化的规律，"春夏养阳，秋冬养阴"，使人体与自然环境保持协调统一，精神内守，则形体强壮。在气候变化剧烈或急骤时，要"虚邪贼风，避之有时"，防止病邪侵犯人体。治疗疾病时要做到"必先岁气，无伐天和"，充分了解气候变化的规律，并根据不同季节的气候特点考虑治疗用药，即所谓"因时制宜"。因时制宜的用药原则一般是春夏慎用温热，秋冬慎用寒凉，但对"能夏不能冬"的阳虚阴盛者，则夏不避温热，对"能冬不能夏"的阴虚阳亢者，则冬不避寒凉。遵四时之变而预培人体之阴阳，可收到事半功倍之效。此即所谓"冬病夏治""夏病冬治"。另外，古人根据人体气血随自然界阴阳二气的盛衰而有相应的变化，创立了子午流注针法，按日按时取穴针灸，可有效地调节气血，协调阴阳而防治疾病。

## 二、人与社会环境的统一

人与社会环境是统一的、相互联系的。人不仅是生物个体，还是社会中的一员，具有社会属性。人体的生命活动不仅受到自然环境变化的影响，也受到社会环境变化的制约。政治、经济、文化、宗教、法律、婚姻、人际关系等社会因素，必然通过与人的信息交换影响人体的生理、心理活动和病理变化，人也在认识世界和改造世界的过程中维持着生命活动的稳定、有序、平衡、协调，此即人与社会环境的统一性。

### （一）社会环境对人体生理的影响

社会环境不同，导致个人的身心功能与体质的差异。这是因为社会的变迁会给人的生活条件、生产方式、思想意识和精神状态带来相应变化，从而影响人的身心功能。一般说来，良好的社会环境、有力的社会支持、融洽的人际关系可使人精神振奋，勇于进取，有利于身心健康；不利的社会环境可使人精神压抑，或紧张、恐惧，从而影响身心健康。金元时期的李杲曾指出，处于战乱时期的人，身心健康会受到严重损害："向者壬辰改元，京师戒严，迨三月下旬，受敌者凡半月。解围之后，都人之有不受病者，万无一二；既病而死者，接踵不绝。"

政治、经济地位的高低对人的身心功能也有重要影响。政治、经济地位高易使人骄傲、霸道、目空一切，如《灵枢·师传》指出，养尊处优的"王公大人，血食之君，骄恣从欲，轻人而无能禁之"。政治、经济地位低容易使人产生自卑心理和颓丧情绪，从而影响人体脏腑功能和气血流通。此外，政治、经济地位不同还可影响个体体质的形成。如明·李中梓指出："大抵富贵之人多劳心，贫贱之人多劳力；富贵者膏粱自奉，贫贱者藜藿苟充；富贵者曲房广厦，贫贱者陋巷茅茨；劳心则中虚而筋柔骨脆，劳力则中实而骨劲筋强；膏粱自奉者脏腑恒娇，藜藿苟充者脏腑坚固；曲房广厦者玄府疏而六淫易客，茅茨陋巷者腠理密而外邪难干。"（《医宗必读·富贵贫贱治病有别论》）因此，由于个人所处的环境不同，政治、经济地位不同，因而在身心功能和体质特点上有一定差异。

## （二）社会环境对人体病理的影响

剧烈、骤然变化的社会环境，对人体脏腑经络的生理功能有较大的影响，可损害人的身心健康。《素问·疏五过论》指出"尝贵后贱"可致"脱营"病，"尝富后贫"可致"失精"病，并解释说："故贵脱势，虽不中邪，精神内伤，身必败亡；始富后贫，虽不伤邪，皮焦筋屈，痿躄为挛。"这说明社会地位及经济状况的剧烈变化，常可导致人的精神情志不稳定，从而影响人体的脏腑功能，而致某些身心疾病的发生。不利的社会环境，如家庭纠纷、邻里不和、亲人亡故、同事或上下级之间关系紧张等，可使人体原有的生理和心理发生改变，不仅易引发某些身心疾病，还可使某些原发疾病如冠心病、高血压、糖尿病、肿瘤等病情加重或恶化，甚至死亡。故《素问·玉机真脏论》说："忧恐悲喜怒，令不得以其次，故令人有大病矣。"

## 三、人体自身的统一

人体是一个内外联系、自我调节和自我适应的有机整体。各个脏腑、形体、官窍不是孤立的，而是相互关联的。人体在生理上的整体性主要体现在两个方面：一是构成人体的各个组织在结构与功能上是完整统一的，即五脏一体观；二是人的形体与精神是相互依附、不可分割的，即形神一体观。

**1. 五脏一体观** 人体由五脏（心、肝、脾、肺、肾）、六腑（胆、胃、小肠、大肠、膀胱、三焦）、形体（筋、脉、肉、皮、骨）、官窍（目、舌、口、鼻、耳、前阴、后阴）等构成。各个脏腑组织器官在结构上彼此联系、沟通。它们以五脏为中心，通过经络系统"内属于腑脏，外络于肢节"的联络作用，构成了心、肝、脾、肺、肾五个生理系统。这五个系统之间又通过经络系统的沟通联络作用，构成一个完整统一的整体。每个生理系统中的任何一个局部都是整体的一个组成部分。

结构的完整为功能的统一奠定了基础。精、气、血、津液既是构成人体的重要组成部分，又是维持人体各种生理功能的精微物质。它们分布、贮藏、代谢或运行于各个脏腑、形体、官窍中，支撑着它们各自的功能，并使它们之间密切配合，相互协调，共同完成人体的各种生理功能，并维持五个生理系统之间的协调有序。同时，脏腑的功能活动又促进和维持了精、气、血、津液的生成、运行、输布、贮藏和代谢，充实了形体，维持着脏腑形体官窍的功能。这种以五脏为中心的结构与功能相统一的观点称为"五脏一体观"。

根据"五脏一体观"，人体正常的生命活动，一方面要靠各脏腑正常地发挥自己的功能，另一方面要依靠脏腑间，即五个生理系统间相辅相成的协同作用和相反相成的制约作用才能维持协调平衡。

人体的脏腑组织器官虽各有不同的功能，但都在心的主持下协调一致，共同完成机体统一的功能活动。因此，人体又是一个以心为主导，各脏腑密切协作的有机整体。

心因其藏神而为五脏六腑之大主。心神是机体生命活动的主宰。神能驭气，气有推动和调控脏腑功能的作用，故心神能够控制和调节全身脏腑、经络、形体、官窍的功能。如心气推动和调控心脏的搏动以行血，肝气疏泄以调畅气机、舒畅情志，肺气宣降以行呼吸和水液，脾气主运化水谷和统摄血液，肾气主生殖、司水液代谢和纳气等都有赖于心神的统一主导，故《素问·灵兰秘典论》说："主明则下安，主不明则十二官危。"

人体的生命活动正常与否，除心为主导外，还取决于五脏之间的功能是否协调。在完成整体功能方面，五脏之间是密切配合、协调统一的。如血液的循环，虽由心所主，但也需要肺、肝、脾等脏器的协助。心脏的搏动推动血液运行全身；肺主气而辅助心运血；肝主疏泄而促进血液的运行；肝主藏血，又能调节循环血量；脾主运化，既为血液生化之源，又能统摄血液运行于脉中。此四脏紧密配合，维持着正常的血液循环。五脏既各司其职，又相互协调，是维持人体复杂功能的保证。

由于人体外在的形体、官窍分别归属于以五脏为中心的五个生理系统，而这五个生理系统之间又存在着协调统一的关系，因而这些外在形体、官窍的功能，不仅与其内在相应的脏腑密切相关，也与其他脏腑的功能存在联系。如筋的作用是连接关节而主司运动，主要依赖肝之精气或肝血的滋养，故称肝主筋。但筋的功能还依靠全身气血津液的濡养。因某种原因致使气血津液耗伤过多，往往会出现筋脉拘挛、抽搐等病变。这说明，筋不但与肝有关，而且与心、脾等脏器也有密切的关系。又如目是主司视觉的，目之所以能视万物，主要依靠肝血或肝之精气的濡养。肝血或肝之精气亏虚而不能养目时就会出现两目干涩、视物昏花等现象。《灵枢·大惑论》又有"五脏六腑之精气皆上注于目"之论，故目的视觉功能不但与肝之精气盈亏有关，而且与其他脏腑的精气是否充足亦有关。由此可见，人体外在的形体、官窍与内在脏腑密切联系，它们的功能实际上是整体功能的一个组成部分。这充分体现了人体内外的整体统一性。

**2. 形神一体观**　人体是形神统一的整体，形病可引起神病，神病亦可致形病，故中医学强调形神共养以养生防病，形神共调以治疗疾病。在养生方面，既要"饮食有节，起居有常，不妄作劳"，并加强身体锻炼以养其形，使形健而神旺，又要恬淡虚无，怡畅情志以养神，使神清而形健。在康复治疗时，若因躯体病变引致精神情志病变时，当以治疗躯体疾病（治形）为先；若为精神情志的伤害引致躯体疾病，则当先调理精神情志的失调（治神）。但由于"神乃形之主"，躯体疾病多伴有程度不同的精神损害，而这些精神损害又常常阻碍躯体疾病的治疗和康复，故需重视调理精神情志在整个疾病治疗和康复中的作用，先要"治神"。

## 四、健康管理的整体性

中医健康管理是以中医理论为基础，继承了天人相应、形神合一的整体观。中医学认为，事物之间存在着相互作用的关系。人体是一个有机的整体，局部的生理病理变化可以导致全身性的生理病理反应，全身的生理病理变化又可在局部有所反映。因此，健康状态的变化本质虽然藏之于"内"，但必有一定的现象、体征反映于"外"。通过诊察反映于外的健康状态，便可在中医学理论的指导下进行分析、综合、对比、思考，获得对健康状态的认识。

### （一）司外揣内

"外"是指身体表现于外的现象、体征；"内"是指脏腑等内在变化的生理病理本质。由于"有诸内者必形诸外"，所以《灵枢·论疾诊尺》说的"从外知内"，就是通过诊察反映于外部的现象，测知内在的情况。《灵枢·本脏》说："视其外应，以知其内脏，则知所病矣。"说明脏腑与体表是内外相应的，观察外部的表现可以测知内脏的变化，从而了解内脏发生的疾病，认识内在的病理本质，解释显现于外的证候。

### （二）见微知著

"微"指微小的、局部的变化；"著"指明显的、整体的情况。见微知著是指机体的某些局部、细微的变化常包含着整体的生理病理信息，局部的细微变化常可反映出整体的状况，整体的生理病理变化可以从多方面表现出来。通过这些细微的变化，可以测知整体的情况。在中医健康管理中，中医对机体、体征的获取都是通过脉、面、舌、耳等的诊察而实现的。

### （三）天人合一

人体是一个开放、复杂的生命系统，人的健康是人与自然、社会协调以及自身阴阳动态平衡的结果，即天人合一、"阴阳自和"和"形与神俱"。

每个人都有鲜明的个性，不同个体的健康状态都存在着不同程度的差异。在时间和空间上，状态不是一成不变的，是处于相对稳定的动态变化过程。人的生活起居、行为习惯乃至生理病理都会受到自然界的影响，只有将个人的状态与自然界的状态相结合，把握自然状态，顺应自然规律变化，才能更全面地认识人的状态。

# 第二节　辨证管理

## 一、辨证施治的内涵

中医强调辨证施治，辨证时需考虑四个方面。辨部位，是指病位在何脏、何腑？是表证还是里证；辨虚实，是指正邪双方斗争力量的对比，机体对致病因子反应的强弱；辨疾病阶段，如热性病是卫、气、营、血病变，还是六经辨证中哪一经病变；辨病因类型，是属风证、寒证，还是燥证、湿证、热证。

施治是根据疾病判断结果，制定出相应治疗措施的过程。一般来说，阴阳失调、正邪斗争是决定疾病性质的两个主要因素。疾病的过程也是正邪斗争的过程，因此，总的来讲，施治不外乎扶正祛邪和调整阴阳两个方面。"正"是指机体的抵抗力、自身的修复力和对外界环境的适应力等；"扶正"是采用各种办法调动和增强人体的抗病能力。"邪"指病邪，即致病因子，"祛邪"就是采取各种治疗方法，消灭或驱除致病因子，限制或阻止疾病的发展。具体治疗时有先祛邪后扶正、先扶正后祛邪、祛邪与扶正同时进行的不同，须根据正邪相争情况灵活运用。调整阴阳也是根据具体情况而定的，如阴虚阳亢、心肾不交等都应采取调节阴阳的方法治疗。

中医学在辨证施治的过程中还强调同病异治和异病同治。所谓同病异治，是指相同的疾病采用不同的方法治疗，因为"证"不同，所以治法不同。例如同是感冒，有风寒与风热的不同，治法就有"辛温解表"和"辛凉解表"的区别。所谓异病同治，是指不同的疾病采用相同的方法治疗，因为它们的"证"相同。如虚寒泄泻、脱肛或子宫下垂是不同的病证，但如果是中气下陷所致，均可用补中益气的方法治疗。

病证结合是指临床诊疗要辨病与辨证相结合，这样才能更全面地认识疾病，抓住疾病的本质，从而采用不同方法进行治疗，以提高疗效。

## 二、辨证施治的方法

辨证施治是将四诊（望、闻、问、切）所获得的信息进行分析综合，判断为某种性质的证（即辨证），然后根据中医治疗原则，确定治疗方法（即施治）。辨证施治是从认识疾病到治疗疾病的全过程，也是中医诊断和治疗疾病的基本规律。

临床常用的辨证方法是实践中不断形成和发展的。它们各具特点，又互相联系，互为补充。中医辨证方法主要有八纲辨证、脏腑辨证、气血津液辨证、六经辨证、卫气营血辨证、病因辨证等。

### （一）八纲辨证

八纲辨证是中医辨证论治最基本的方法。八纲是指表、里、寒、热、阴、阳、虚、实，是对病证的性质、部位，机体抗病能力的强弱和病势的轻重的概括。疾病的种类繁多，症状千变万化，但就人的整体反应来说，疾病的类别不属阴，便属阳；疾病的部位不属表，便属里；疾病的性质不属热，便属寒；邪正的盛衰不属虚，便属实。八纲是对立的统一，是互相联系的，其中阴阳是总纲。

八纲辨证是中医各种辨证的基础和最基本的方法，是对各种复杂症状的一般概括。表与里、寒与热、虚与实、阴与阳是对立统一的。八纲中的每个证都是可变的，并可在一定的条件下发生转化。一般说来，表证传里为病势加重，里证传出为病势向愈。热证变寒、实证变虚为正气已衰，寒证变热、虚证变实为阳气逐渐恢复。由于内外病因的多端和病情的发展变化，临床所见的证很少单纯出现，往往表里、寒热、虚实夹杂，甚至出现错综复杂的假象，需要找出主要矛盾，做出正确的诊断和治疗。

### （二）脏腑辨证

脏腑辨证是根据脏腑的生理功能和病理表现，运用四诊八纲进行归纳，借以审证求因，推究病机，以判断疾病部位和性质的一种辨证方法，是临床诊断的基础。人体各脏腑之间，在生理和病理上是紧密联系的，一脏有病可以影响他脏。因此，临床上常常可见两个或两个以上的脏腑相继或同时发病，如心脾两虚、肝脾不和等。

### （三）气血津液辨证

气血津液流行全身，一切组织、脏腑都要靠气的推动、血的营养、津液的滋润才能进行正常的生理活动，而气血津液的产生与发挥作用又必须依赖脏腑正常的生理功能。例如，依靠肺的呼吸、脾胃的消化吸收，气才能不断产生；依靠心的推动，血液才能周流全身。津液的形成、输布和排泄的过程是比较复杂的，与脾、胃、肺、肾、大小肠、膀胱等脏腑有关。因此，气血津液的病证与脏腑的病证密切相关，临证时必须注意两者之间的关系。

### （四）六经辨证

六经辨证是东汉张仲景总结出来的外感病的辨证方法。它将外感病发生、发展过程中具有普遍性的证候，以阴阳为纲，分为两大类，又将疾病发展过程中不同阶段的病变，在分为阴阳两大类的基础上分为六个证型，即太阳证、阳明证、少阳证，统称三阳证；太阴证、少阴证、厥阴证，统称三阴证。三阳证以六腑病变为基础，三阴证以五脏病变为基础。所以六经的病变，实际上就是脏腑十二经的病变。六经病证以病变部位分，则太阳病主表，阳明病主里，少阳病主半表半里，三阴病统属于里。从病变的性质与正邪的关系分，凡是抗病力强盛、病势亢奋的多为三阳证，三阳证多热、多实，治疗当以祛邪为主；凡是抗病力衰减、病势虚衰的多为三阴证，三阴证多寒、多虚，治疗当以扶正为主。六经辨证不仅对外感病，对内伤杂病也有一定的指导意义。

## （五）卫气营血辨证

卫气营血辨证是在伤寒六经辨证的基础上发展起来的，它弥补了六经辨证的不足，丰富了中医学治疗外感热病的内容。卫、气、营、血代表热性病发展过程中的四个不同阶段。病邪由卫入气，由气入营，由营入血，说明病邪步步深入，病情逐渐加重。但在临床上往往见到病变从卫分进入气分的过程中，卫分证候尚未完全消失，气分证候就已明显出现；或气分证候仍然存在，营分证候又同时出现。这说明温热病的传变既有循序渐进的一般规律，又有相互交错的多变性，且有发病急、热度高、变化快、易化燥伤阴等特点，在治疗上强调以护阴、救阴为主。

## （六）病因辨证

病因即引起疾病发生的原因，或叫致病因素。中医学认为，疾病的产生与人体的正气（内因）和邪气（外因）有着密切的关系。正气主要指机体的抗邪力，邪气是指疾病的致病因素。疾病是邪气与正气相互斗争的一种反映。邪气是致病的一个方面，在一定条件下对疾病的发生发展起着重要作用，但在一般情况下疾病的发生和转归主要取决于正气的强弱。人体正气旺盛，病邪就难以侵入。只有当正气虚弱、卫外不固的情况下，病邪才乘虚侵入而发病。"邪之所凑，其气必虚"；"正气存内，邪不可干"，这是中医学发病学的基本观点。中医学的病因主要是以各种病证的临床表现为依据，也就是通过分析疾病的症状，找出发病的原因，这种以分析证候寻求病因的方法称为"病因辨证"或"审证求因"。

# 第三节　防重于治

## 一、未病先防

中医历来就重视预防，其内容非常丰富。《素问·四气调神大论》就强调了预防疾病的重要性，并在预防疾病方面积累了丰富的经验，其手段也是多种多样。

## （一）加强体育锻炼

这是预防疾病的积极措施之一。早在秦以前，我国就有吐纳、导引的锻炼方法。东汉末年，名医华佗模仿虎、鹿、熊、猴、鸟五种动物的动作，创编了"五禽戏"。它结合形体动作和呼吸锻炼的方法，使血脉流通，关节滑利，气机流畅，能够增强体质，防治疾病。后世的八段锦、太极拳及各种流派的拳术和器械（刀、枪、剑、戟、棍、鞭等）锻炼，不仅可以自卫防身，也是健身防病的有效手段。在众多的方法中，传统体育和中医都特别重视"气"的锻炼，强调精神内守，形神合一，而不是单纯地追求肌肉的发达。

## （二）重视精神卫生

中医学认为，人的精神情志与人体的生理病理变化有着密切关系，情志过度，可以使人体气血逆乱，阴阳失调，可导致脏腑功能紊乱，进而发生疾病。在患病的过程中，情志波动也可对疾病产生不良的影响。所以中医强调精神愉快，心情舒畅，使气机调畅，气血平和，阴平阳秘，以保持身体健康。现代研究也证实，过度忧伤等情志变化可使机体免疫功能下降，导致疾病的发生。注意精神卫生是防病保健的重要一环，不可轻视。

## （三）生活有规律

保持生活起居规律，是维持人体健康长寿的重要条件。对此，《素问·上古天真论》提出了"饮食有节，起居有常，不妄作劳"的要求。

**1. 饮食有节**　饮食有节有两层含义：其一是饮食要有节制，不过饮、过饱，否则就会损伤脾胃的运化功能。同时要注意饮食的合理配合，以保证各种营养成分的充分摄取，防止五味过偏。另外要防止过于贪图口腹之欲，美食厚味太过会生痰湿，或生湿热，过于贪凉会损伤脾胃阳气，过于贪热又是化火生热的重要原因。其二是饮食要有规律，要定时定量，使脾胃纳化有时。

**2. 起居有常**　这是强调起居要有规律。人体气血的运行与自然环境之间的阴阳消长变化是相互影响的。人的起居要符合自然界的规律变化，否则就会导致气血逆乱，或过度消耗而发病。由于我国地处温带，四季分明，所以古人还提出要根据四季的不同气候特点来调节人的起居节律。起居有常的另一要求是适时、合理地随着季节气候的变化，以调整衣着的厚薄。

**3. 不妄作劳**　劳，包括体力劳动、脑力劳动和房劳三个方面。所谓"妄作劳"，是指超过常度的过度的劳动，它不仅会损伤气血、筋骨，还可伤及脏腑。《素问·宣明五气论》就提出"久行伤筋""久立伤骨""久卧伤气""久视伤血"。过度的脑力劳动（劳心太过）也会耗伤气血和心神而危害健康。中医学尤其强调要节制性欲，不可纵欲伤精，否则就会伤到肾这个"先天之本"，不仅百病丛生，还会影响下一代的健康。需要强调的是，中医学提倡的"不妄作劳"，并不只是"劳"，过度的安逸也会导致疾病的发生。只有做到劳逸结合与"起居有常"，身体才能健康。

### （四）药物和饮食防病

饮食防病在我国有悠久的历史。早在周代，就设有"食医"，不仅负责帝王饮食的调配，还兼有用饮食调配以预防疾病的职责。魏晋南北朝至隋唐，食疗学得到了很大发展。明朝李时珍的《本草纲目》更是把众多食物的药用功能列入药物学中，其中有不少关于食物预防疾病的论述。例如，酒可驱疫防病，食醋熏蒸可预防感冒，夏季吃西瓜可消暑清热、防止中暑，吃大蒜、马齿苋可预防痢疾等，这些都是行之有效的方法。

## 二、既病防变

既病防变是强调疾病发生后，防止疾病的传变和发展。这是中医治疗学的指导思想。

### （一）早期诊治，事半功倍

《素问·阴阳应象大论》指出，外邪致病的顺序一般根据皮毛、肌肤、筋脉，六腑、五脏的次第而逐步深入的。在病邪侵犯皮毛、肌肤的轻浅阶段，可以及早治愈疾病。如果等到疾病已深入脏腑，正气已损，病情复杂时，治疗就比较棘手了，所以医生一定要掌握疾病发展的规律，做到早期诊断，早期有效治疗。

## （二）掌握疾病传变规律

人体是一个有机的整体，不仅表现在人体各组织器官在生理上紧密联系，还表现在病理上相互影响。如外感病中的六经证候、卫气营血证候、三焦证候，一方面反映了各个证候的不同特点，另一方面也反映了外感病一般是按照一定的顺序逐步加重的。内伤杂病一般按五行生克制化的规律传变。所以"既病防变"的另一个重要内容就是及时掌握疾病传变的趋向，采取有针对性的治疗措施，及早防止这种传变的发生。例如，外感热病中的温病血分证，在气分证还没完全消失的时候，仍可用清气分热和透邪的方法，使热邪由气分解除，这种方法叫透热转气法。治疗肝病时按照五行相克的规律，采取健脾疏肝法较单纯疏肝为好。这种透热转气法和健脾疏肝法都属"先安未受邪之地"，是既病防变的典范。

# 第四章

# 中医健康信息采集与档案管理

中医健康管理的第一个环节就是中医健康信息采集。目前采集方式已从传统的人工采集转向通过智能设备、信息平台采集。随着互联网技术应用范围的不断扩大，大数据、云平台等技术越来越成熟，中医健康管理行业也呈现出更多元的发展。新兴技术的发展，拓宽了中医健康管理信息采集的渠道，也为中医健康信息管理提供了更丰富的平台。

## 第一节 中医健康信息采集概述

中医健康信息采集涉及诸多内容，采集时要做到客观、全面，采集手段和方法要切实可行。采集个人健康信息时，可采用中医健康状况表征参数。这是一种创新且客观的健康认识方法体系。

### 一、中医健康信息采集的内容

中医健康信息采集包括身体健康信息，以及影响健康饮食、运动、睡眠、心理、气候、生活环境等方面的信息，可以协助医生对个人健康状况和影响健康的因素进行评估，确定预防和治疗的关键点及干预策略，制定出具有个性化特征的健康管理计划。健康信息的收集方法和内容需科学、合理和有针对性。

人的健康状态受体质、年龄、性别、环境、气候、季节、心理、社会等诸多因素的影响，所以与个体健康状态相关的信息非常多，必须尽可能全面地获取健康信息，方能准确判断健康状态，仅依靠少量的特异性指标是不够的。

古代中医健康管理主要通过观察患者的临床表现（例如疾病特征）及个人经历获取信息，也会考虑当地的环境因素（比如地形或天气状况）、季节变化等影响健康的因素。随着科技的发展，现代的健康管理范围有所扩大，生活方式和个人偏好也纳入了采集范围。

## 二、传统中医健康信息的采集

传统的中医健康信息采集主要依靠医师的直觉感知和患者的主观感受，很难获得精准的量化数据。例如，出汗的程度有无汗、轻度出汗、中度出汗、少量出汗、大量出汗、持续不断地大量出汗或湿透衣服等情况，没有具体或统一的标准，存在模糊性和经验的成分。此外，中医四诊结果的准确性往往受医生经验、诊断技能、认知层次和思考能力的制约，更具有主观性。因此所获得的信息通常是一种难以清晰表达的状态，导致无法完全阐述和掌握。见图 4-1。

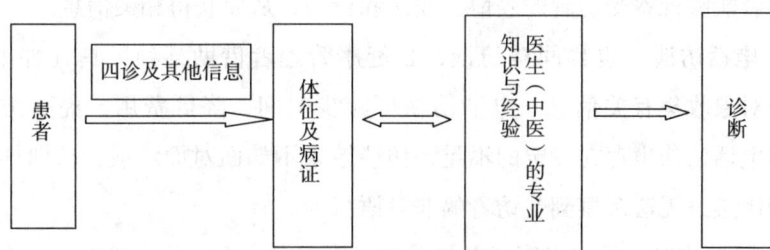

图 4-1　传统中医健康信息的采集

常见的中医健康信息采集方法有以下几种。

### （一）日常工作记录和报告卡

其包括医院的门诊病历、住院病历、病理或其他医学检验记录，恶性肿瘤发病或死亡报告卡、出生报告卡、死亡报告单、疫情报告、传染病发病资料、慢性病和肿瘤监测结果等。

### （二）统计报表

统计报表是国家规定的报告制度，一般由医疗机构和非医疗机构定期将日常工作记录和报告卡整理后逐级上报。统计报表有旬报、月报、季报、年报等。

### （三）问卷调查

问卷调查是采用全面调查或随机抽样的方式，对某一群体中的某些病证或健康状态及有关因素进行调查分析，阐明该病证或身体健康状况的分布和与相应因素之间的联系。

### （四）访谈

访谈是指健康管理师有计划地与管理对象进行口头交谈，以了解有关信息的一种方法。访谈一般包括3种方法。

**1. 一对一交流**　这是一种直面交谈方式，是指访谈者与受访者以直接对话的形式获得信息的方式，是最常用的一种数据采集方法。访谈过程中，健康管理者能够观察受访者的表情、姿态和行为，从而获得相关信息。

**2. 电话访谈**　也称间接访谈，是健康管理者借助某种工具（如电话）向受访对象收集有关信息。电话访谈可减少时间，降低费用，提高访谈效率。但电话访谈也存在一定的不足，访谈效果不如面对面访谈，获取详细信息比较困难，无法观察到受访者的非言语行为。

**3. 网上访谈**　是健康管理者与受访者用文字或视频的形式进行交流。访谈时，健康管理者会运用一些技术手段克服交流的难题而获取真实信息。通常采用提问的形式，所提问题明确具体，不暗示，并注意非语言交流。访谈时健康管理者注意引导，以帮助受访者正确理解和回答所提问题，从而准确、完整地获取其健康状况。

### （五）健康体检

健康体检是借助特定的检测设备，或利用一系列测试手段评估受检者的身体健康状况。医生根据检查结果，给出相关诊断。健康体检是获取健康管理信息的重要途径之一，主要包括常规体检、实验室检查、彩超、CT、MRI 等。

### 三、智能中医健康信息的采集

在中医理论指导下，运用大数据平台和云计算手段，将中医信息与科学技术相结合，通过智能设备采集健康信息，称为智能中医健康信息采集。智能中医健康信息采集有助于提升中医服务水平，满足公众对中医服务不断增加的需求，推动中医健康管理的持续发展。随着中医学多学科研究的不断深入，一些现代化仪器，如舌象仪、脉诊仪等仪器的开发，使传统的中医"四诊"得到了延伸。智能中医健康管理信息采集有助于医师更精确地作出诊断，提高采集效率。

### （一）智能中医望诊信息的采集

医生通过观察患者的面色、光泽和形状等情况，从而掌握患者病情。单纯用眼睛进行观察，缺乏客观定量依据，而采用先进的人脸辨识和热成像处理技术则可获取更准确的数据，对面部资料进行解读。人脸辨识技术的优势在于用户不必亲自操作机器，高性能的摄像机会高效快速地捕捉到面部图像，但价格昂贵。另外面部位置的变化和周边光线也会干扰系统的精确度。

舌诊属中医望、闻、问、切四诊中的望诊。现代的舌象采集主要通过将舌象的光学信号转变为数字信号后，对采集到的舌象信息进行分析，并与已有的函数模型进行匹配诊断。现代技术用于舌象采集，具有重现性好、可存储、可详细分析等优势。从目前取得的成果看，大多数舌象采集设备是基于数码相机而研制的，因此保证标准光学条件的稳定和舌象色彩的重现是关键。

### （二）智能中医闻诊信息的采集

通常"听声音"是闻诊的第一步，是中医诊断的重要手段之一。它通过听患者的声音、语言、气息、咳喘、呕吐、打嗝、叹息、喷嚏、哈欠等变化判断疾病的病位和性质。近些年，一些研究者利用声谱器、语音传感器、喉部气体流动图像设备及频谱分析器等技术配合电脑，初次解析了语言的声音、咳嗽声、肠道蠕动声、呼吸声等的频率、幅度和时长等，为研究人员探索闻诊的科学化提供了宝贵经验。

闻诊的一个关键部分是识别气息的味道。近些年，许多专家提出了使用化学手段寻找味道的来源，然后通过色谱光谱、pH 试纸，甚至人造嗅觉 – 电子鼻等进行鉴别，分析与相关疾病或症状的关联性。

### （三）智能中医问诊信息的采集

中医问诊是中医四诊之一。询问病情是收集患者病情的重要手段，有助于医生了解患者的不适或表现，从而得到确诊线索。一个经验丰富的医生往往简单的询问就可对疾病做出准确诊断，而经验不足的医生则很难做到。开发一种简便易行的智能问诊系统，既有助于提高医师诊断的精准性，也可满足信息采集的需求。

询问病情简单且易于理解，患者能轻松参与其中，所获得的数据具有一定的客观性。中医问诊系统研究尚处于初级阶段，它受到中医问诊标准化及智能化方法等的制约。就中医问诊标准化而言，因没有统一、规范、量化的症、证标准，故难以得到准确的诊断结果。智能化过程中的信息获取、信息库的复杂、推理机制的单一、中医专家系统的技术问题等也在一定程度上制约着中医问诊智能化。因此，需要不断挖掘智能化的途径及方法，使之更趋成熟。

### （四）智能中医脉诊信息的采集

中医脉诊是中医学诊断疾病的重要辅助手段，也是中医诊断的标志性方法。中医脉诊有着数千年的历史，但在实际应用中仍然存在"心中了了，指下难明"的情况。所以引入现代科技为传统脉诊赋能，使之更加客观已成为人们关注的焦点。

脉诊的数字化现已较为成熟，开发研制的脉象仪能够收集并解析脉动的情况，从而定量分级地描述其特征。虽然人的脉象千差万别，但通过仪器，可对脉搏应力和位移量进行检测，从而获得相关信息。

中医脉诊仪收集到的脉搏波图像包括血管的压力、血管壁的弹性及血流量等多项指标，医生可通过研究并处理脉搏波图像，识别脉象的位置、数量、形状和趋势。

# 第二节  中医健康信息采集管理

健康信息的采集大多通过问卷调查和体格检查获取，包括个人信息、生活环境、行动习惯、心理状态等多种要素，部分用户还有体能锻炼方面的情况。收集到的健康信息会传送到健康评价模型，以便于健康风险预测。

## 一、中医特征信息采集

中医学对人体的认识强调整体观，注重人体的总体功能状态，通过望、闻、问、切的方式，动态掌握个体的健康信息。中医特征信息采集是基于"四诊合参"，结合健康管理理念，在大量文献研究的基础上，编制"中医特征信息采集表"，经过结构化处理，形成中医特征信息采集模板，对患者的中医特征信息进行采集。

## 二、中医健康辨识量表

量表作为一种检测手段，旨在把模糊且难以捉摸的主观认识转换为可量化的数据，使医生对观察到的信息进行准确描述。目前，中医健康辨识量表包括：①体质量表。②病证评级量表。③亚健康流行病学调查表。④亚健康状态自我评估量表。⑤生活品质 F－36 问卷。⑥SAS/SDS 焦虑与抑郁状态评测。⑦90 项症状清单（SCL－90）。⑧康奈尔医学指数（cornell medical index，CMI）健康问卷。⑨五态人格量表等。

### （一）中医状态量表

由于个体的体质差异，故亚健康的显现形式会有所不同，主要由个体的生理状况所决定。胡文忠等人对北京市 15 个机构的无病证人群进行问卷调查及专家访谈发现，某些地区的亚健康发生率高达 67.6%。亚健康人群普遍存在疲劳、身体不适和头痛等症状，且以虚弱型为多。于春泉等人采用"亚健康人群身心症状调查表"，对 3568 名亚健康者进行了中医症状研究，揭示出亚健康群体的中医症状特性及其变化趋势。杨秋莉等应用中医理论制定了五态人格量表、五五体型检测、五五体质平衡测验，分析了亚健康的发生及中医证型与患者个性和体质的相关性，为个性化预防和干预提供了科学指导。

## （二）中医体质量表

运用中医体质辨识技术进行健康检查时，对于身体没有出现异常者，医生会根据其个体特质将其归为正常或有缺陷状态，然后实施健康管理措施，以减健康威胁与发病率。王琦教授提出了九种体质学说，为医生判断和管理亚健康提供了定量和客观的标准。

## 三、中医健康信息的采集与干预

中医健康信息采集采用结构化方式，按照中医特征信息模板的内容对受检者进行采集。这种采集方式是医生通过电脑，采用打钩的方式录入受检者的特征。由于模板内容固定，因而可以避免录入时医学术语不规范和内容遗漏等问题。另外，信息采集还可借助现代科技手段，将中医信息转换为相关数据，形成第一手中医健康数据资料，以作为健康干预的证据和科研数据的来源。

中医健康干预主要针对个体的中医四诊和中医体质辨识结果，制定包括饮食、起居、运动、经络、药膳等在内的调养建议，提出不同体质类型的个性化健康调养方案，并形成相对固定的模板，通过网络等发送给用户，实现对个体的健康干预。

## 四、中医健康信息管理系统的构建

中医健康信息管理系统是基于对健康的理解去识别并管理健康资讯，通过友好的界面为客户展示其健康状况，并建立详尽的健康档案，以时时追踪其身体状况，获取有用的病证解析、预判和相关的养生知识，进而制定适宜的生活、运动方案。中医健康信息管理系统的构建不仅仅是为了健康，还可用来预防或监测疾病的发生，实现对公众实施健康教育、增强健康观念的目标。

## （一）构建中医健康信息管理系统的要求

构建中医健康信息管理系统必须满足下列要求。

**1. 采集完整的健康数据** 中医健康信息管理系统应囊括所有与健康有关的信息资料，包括医疗机构及其医师针对某一患者实施诊疗所必需的一切资讯，主要涉及患病史、药物使用情况、遗传状况、中医诊断、西医评估、生化检验指标、放射科测试报告等。该系统的核心部分需具备更新能力、存储功能，以供查阅参考之用，并能实现阅读的基本操作。

**2. 预防为主，防止疾病的发生** 定期体检是防患于未然的重要方法。体检者要知道应进行哪些检查，关注一些数据的变化，如血压等方面的预警信号，以便提前做好预防控制，尽早发现潜在风险。当有需求时，医师可以查看被检测者的健康走势，然后根据图表变化得出准确的判断，提升健康状态识别准确度，从而为个体或群体制定针对性的健康指导计划，预防亚健康和疾病的发生。

## （二）构建中医健康信息管理系统的可行性

**1. 经济可行性** 该系统旨在充分利用中医药的特点实现健康维护服务，满足公众对"治未病"的需求。通过提升人们的生活质量，有效降低医疗资源使用率，使其达到最大价值。该系统能在个人电脑上实现，因此开发阶段无须投入大量资金。

**2. 技术可行性** 该系统在功能分析、整体设计、业务调研、数据流程探究、逻辑模型构建和实施过程精细化等方面都具备技术实力。

**3. 操作可行性** 该系统的设计开发，先要搜集有关健康状态辨识、健康管理、疾病预测分析和中医诊疗等方面的信息，模块化设计是系统的构建方式，能为未来的系统扩展提供可能性。

## （三）构建中医健康信息管理系统的原则

构建中医健康信息管理系统应遵循以下原则。

**1. 实用性原则** 中医健康信息管理系统的核心任务在于确保各项功能的目标得以达成，这是系统设计的基本指导方针。设计人员要以满足系统需求为基础，站在使用者的角度进行设计，使系统更加便捷，且易操作，实用性强。

**2. 模块化原则** 中医健康信息管理系统由若干模块构成，设计时可灵活添加模块，模块生成后应在浏览页面中有所显示。

**3. 开放性原则** 该系统应为管理员提供编辑入口，使其可在任何时间和地点登录，并能修改相关模块。

**4. 拓展性准则** 中医健康信息管理系统设计应适应未来业务发展的需要，可通过分散式架构和模块化构架等方式，将系统划分为若干个有明确功能且相互关联的组件，提升其兼容性和可扩展性。

**5. 安全性原则** 安全性的目的是防范数据损坏的情况发生。在设计网页时，可针对不同角色和等级的用户设定访问权限，对用户身份需进行确认，以便为他们提供相应的平台操作授权。对网页跳转所需要的参数应采取加密方式，避免给用户带来潜在的风险。

**6. 易维护原则** 中医健康信息管理系统在设计时应充分考虑其运行、管理和维护问题，尽可能实现运行速度快、管理方便、维护容易的目标。

## （四）中医健康信息管理系统的功能

中医健康信息管理系统包括受检者自评、医生测量表、中医诊断仪器评测、西医诊断仪器检测和体检报告5大类。每大类承担不同的功能，每个类别根据信息的获取与处理需求又分为数个次级体系，各次级体系具有独立的功能。通过使用系统编号，可实现个人在子系统内的信息存储和跨地域信息分享。中医健康信息管理系统具有如下功能。

**1. 电子健康档案** 该系统能够存储中西医健康体检信息，并进行未病防治。

**2. 早期预警与健康状况评估** 该系统能对不同时间收集的受检者数据进行分析，并对其进行中医体质辨识、心理疾病风险评估和健康指数预警。一旦发现指标超过预想值便可做出提示，起到早期预警作用。

**3. 中医健康建议模块** 涵盖饮食调养、作息调整、情绪管理、锻炼身体、二十四节气保养和常见病证的预防等，旨在为使用者提供日常生活指引、疾病预防和治疗方面的参考。

**4. 展现身体状况指标** 对检验结果等进行分析，提供一系列图表和变动趋势曲线，客观展示用户在特定时间段身体状态的变化。

**5. 动态追踪** 体检中心能对管辖区内的体检者实行个案追踪，实行动态管理。检查结果既有西医检测指标，也有中医检测结果，进而提出相应的建设性调理方案，并定期追踪证候变化。

# 第三节 中医健康档案管理

目前，我国医疗机构的信息化发展主要集中在"打牢三项基石""搭建三大服务平台""提高各项操作系统的功能水平"，核心任务是加速推进卫生健康信息标准化进程。近年来，国家积极开展全民健康、数字病情等相关研究，出台了《国民体质测定标准》等，旨在促进全民健康的开展。

## 一、中医健康档案管理概述

健康档案是医疗机构在对城乡居民提供医疗服务过程中所做的记录。它以个体健康为中心，覆盖人的一生，包括所有相关的健康文字记载。健康档案是个体享受平等公共卫生服务的一种表现形式，也是地方政府及卫生机构制订卫生策略的主要参考。自 2009 年起，我国逐渐在全国范围内建立了居民健康档案，并对其实施标准化管理，每年会为 65 岁以上的老人开展健康体检，监测 3 岁以下儿童的成长状况，为孕妇进行产检和产后随访，并为患有高血压、糖尿病、精神类疾病、艾滋病、肺结核等人群提供预防治疗建议，提出健康保健建议。

### （一）中医健康档案的内涵

中医健康档案是指医疗机构向城乡居民提供与中医药相关的医疗保健服务过程中的有关记录。它以个人的身体健康状况为中心，以家庭为基本单位，并覆盖所在社区，包括个体全生命周期的各个方面，涉及所有可能影响健康的各类要素，是一个系统的文档记录体系。它既包括医疗卫生机构提供服务过程中的各种记录，也包含个体对自己身体状况变化的记录。

### （二）中医健康档案管理的目的

健康档案是对居民进行疾病预防、保健和健康促进等健康管理活动时的有关记录。它汇集了各种个人健康信息，并对这些信息进行实时更新，目的是为居民提供自我维护、健康管理及决策所需的信息资料，促进全民健康。

"十四五"期间，国家明确提出要推进数字化健康档案的创建，对个人而言，数字化健康档案包括用于评测身体健康状况所需的数据信息等，不仅能作为诊断疾病的基础，还有助于制定有效的防治策略，并为研究人员开展相关课题研究提供基础数据。此外它还能用于应对公共卫生活动中的紧急情况，或重大疫情的参照（如疫情防控），促进全民健身运动和国民保健体系的高效运行。国务院发布的有关城镇人口健康记录管理规定提出，要逐步构建一套适用于城乡人口的全生命周期的标准化人群健康数据库，以满足人们持续不断的健康服务需求。

人体由健康向疾病转化是一个逐步发展的过程，基于中医理论构建健康管理系统，以捕捉身体健康状况的变化趋势，有助于实施精准预防，有效阻止或延缓疾病的进展，达到维持健康的目的。

## 二、中医健康档案管理的特点

中医健康档案管理的优点在于能依据个体身体状况，运用可测量的数据，全方位监控人的健康风险，解析各种关系的规律，采用辨证的方法做出评估，提出相关建议。它能展现中医药在识别疾病和保健方面的独特优势，既节省人力、物力和财力，又能防止健康检查项目和标准的冗余。

中医健康档案的建立，能为中医学在健康状态辨识、疾病预测及养生研究方面提供重要资源，是坚持以人为本、实现个性化管理的具体体现。

中医健康档案管理"重视健康、注重预防"，用户通过自我健康测试，即可在家享受便捷的健康服务。同时，智能分析与医师评判相结合能有效提升医师的工作效能和初级医师的专业技能，多元化的动态健康数据收集，有助于深入了解疾病的原理和解决方案。中医健康档案能够充分借助物联网和云计算技术对健康群体、潜在患病（亚健康状态或健康偏差）人群及患者进行全方位监测、分析、评估和保护，是识别健康隐患、评估健康风险、处理健康危机的过程。其中关键在于处理健康危机。这种连续的管理，目的是使被管理者逐渐走向健康。

### 三、中医健康档案管理的内容

中医健康管理涉及躯体健康、心理健康和社会适应三个维度，在中医健康状态指标体系中筛选阳性指标予以观察和分析。躯体健康除各项理化、量表检测外，还包括中医四诊所得到的身体状态。其中望诊包括望神、望面色、望形态、望皮毛、望排出物、望舌等；听诊包括听声音、嗅气味等；问诊包括问症状、问寒热、问汗、问饮食、问二便、问睡眠、问妇女经带等；切诊包括切脉。心理健康维度包括情绪、智力、意志、思维、行为等。社会适应维度包括生活环境、工作环境、人际关系等。

中医健康档案管理主要包括收集和管理中医健康信息：一是收集中医四诊信息；二是收集各种中医四诊仪器和量表所得的数据；三是医学检查的各项指标。各类信息经过处理后存储于云平台或计算机，是中医进行健康状态数字化分析的基础。

医生对收集到的中医健康信息进行分析后，会对其进行脏腑、六经和八纲等辨证和体质辨识，不仅能够客观准确地评估检测者的健康状况及其发展趋势，还可预警相关风险因素。

根据体检结果，医生会在日常生活的各个方面，如生活起居、心理调适、食疗与药膳、运动等方面提出有针对性的保健措施和健康管理计划，以有效消除健康隐患。

# 第五章
# 中医健康管理的内容与评价

中医健康管理是运用中医学"治未病"、整体观念、辨证论治的核心思想，结合现代健康管理学的理论和方法，通过对健康人群、亚健康人群及患病人群进行全面的信息采集、监测、分析和评估，以维护个体和群体健康为目的，为其提供中医健康咨询指导、中医健康教育及对健康危险因素进行相关干预。

## 第一节　中医健康管理的内容

中医健康管理是一个连续动态的健康维护过程，是为了维护人与自然的和谐、形与神的和谐、脏腑气血阴阳的和谐，而达到维护健康、益寿延年的目的。儿童脏腑娇嫩、形气未充，生理功能不完善，抵御疾病能力低下。青少年精气充实、气血调和，生理和心理发育迅速，除了注重身体功能的发展，心理健康也需重视。青年气血充盛，应养护气血阴阳以维持机体的平衡。人到中年，五脏六腑由盛至衰。人到老年，脏腑气血已衰，阴阳逐渐失衡。中医健康管理覆盖生命的全过程，服务对象是全人群。

中医健康管理包括信息管理、档案管理、风险评估、健康状态调整、健康教育与健康促进。

### 一、信息管理

健康信息是指人类在医疗活动中积累的与健康相关信息为核心的各类信息的集合，主要包括：①健康信息。②健康信息产生者，包括健康或医学研究者、医务人员、信息收集与处理人员等。③设备设施，包括计算机软硬件、网络通信设备等。

健康信息管理包括健康信息的采集、健康信息的组织和传递、健康信息的利用等。例如，中医四诊所获得的舌、面、脉等信息。将采集到的信息输入计算机，建立采集对象的健康档案。健康管理者将采集后的信息输入中医健康管理平台，就体质、寒热、阴阳和虚实等进行辨识，对采集者的健康状态进行客观评价，做出健康指导，对危险因素提出预警，目的是降低疾病风险，减轻个人及社会的医疗负担。

## 二、档案管理

健康档案主要包括个人信息和主要健康服务两部分内容。个人信息内容稳定，客观性强；主要健康服务是个人的主要健康情况的记录。健康档案信息的来源：①健康服务中的各种记录。②定期或不定期的体检记录。③专题健康或疾病调查记录。中医健康档案与西医健康档案的不同之处在于，除个人信息和主要健康服务记录外，还包括中医健康状态辨识和中医体质辨识。

中医健康状态有别于西医健康状态，主要有生理病理特点、体质、证、病，以及未病态、欲病态、已病态和病后态。中医健康管理强调人与自然、社会的和谐及自身的阴阳平衡。中医健康状态辨识的目的是掌握不同人群的生理病理特点，了解发病趋势；掌握不同疾病的发病机制，了解易患因素，达到"治未病"。中医健康状态辨识通过四诊合参，准确辨识出体质、病态，从而采取针对性干预措施，以使机体达到阴阳平衡。

## 三、风险评估

风险是指不确定性。风险管理是对面临风险者进行风险识别、风险估测、风险评价、风险控制，以减少风险的决策及行动过程。健康风险是导致身体一切不良结局概率增高的因素。中医"治未病"理论体现了中医"防重于治"的特色，因此中医健康风险评估意义重大。中医健康风险评价是以中医理论为指导，以中医健康状态辨识为手段，建立中医健康评估体系，对采集到的健康信息进行分析，形成评估报告，帮助个体识别健康风险，并给予指导，提出干预手段，以改善其健康风险状态，达到养生的目的。

### 四、健康状态调整

中医学认为，人体各脏腑组织之间以及人体与外界环境之间相互作用，维持着人体的动态平衡。一旦这种平衡被打破，又不能自行调节得以恢复，人体就会发生疾病。中医学将致病因素分为外因、内因和不内外因 3 类，中医健康管理通过健康状态辨识和风险评估，根据不同健康状态选择行为养生、情志调适、药膳食疗、时令养生、功法养生、经络养生、药物养生等方法，调节阴阳、气血津液和脏腑功能，使机体达到阴阳平和状态，达到益寿延年的目的。

### 五、健康教育与健康促进

中医健康教育是通过健康理念的传播，帮助个人和群体正确认识健康，掌握健康保健知识，树立健康观念，并自愿采取中医传统养生维护个体健康。健康教育强调在饮食起居、情志调适、食疗药膳、茶饮药浴、运动锻炼等各个方面进行干预，为健康教育对象提供中医特色疗法建议，使其选择适合自己的养生方式。

健康促进的着眼点是促进个人或群体改变不良的行为与生活方式。WHO 对健康促进的定义是："健康促进是促进人们维护和提高他们自身健康的过程，是协调人类与他们环境之间的战略，规定个人与社会对健康各自所负的责任。"健康促进包括个人和群体行为的改变，以及政府行为的改变两方面，并重视发挥个人、家庭、社会的健康潜能。中医健康促进是综合调动中医药、社会和经济等方面的力量，改善人群健康的活动过程，不仅包括增强个体和群体知识及技能的中医健康教育活动，也包括改变社会、经济和环境条件的中医药活动，如每年的"中医中药中国行"。

## 第二节　中医健康管理的分类

根据疾病状态，中医健康管理可分为未病态管理、欲病态管理、已病态管理和病后康复管理等，根据年龄，可分为婴幼儿管理、青少年管理和老年人管理等，根据不同人群和疾病性质，制定不同的健康管理流程，体现了中医健康管理"整体、动态、个性化、全程"的特点，是生命全周期、全方位的健康服务，具有广覆盖、低成本、高质量的特点。

## 一、未病态管理

### （一）顺四时而适寒暑

《道德经》曰："人法地，地法天，天法道，道法自然。"《庄子》曰："夫至乐者，先应之以人事，顺之以天理，行之以五德，应之以自然，然后调理四时，太和万物，四时迭起，万物循生。"亦言："阴阳四时者，万物之终始也，死生之本也，逆之则灾害生，从之则苛疾不起，是谓得道。"

人处天地之间，"天人合一，顺应自然"是养生之根本。自然界是万物赖以生存的环境，自然界有四时更替，人类通过对自然界的观察，总结出四时的变化特点：春天气候逐渐回暖，万物复苏，阳气初生，人体新陈代谢开始旺盛，但春风夹冷，人体易为寒邪所伤，故有"春捂"之说。夏季，气候炎热，阳气最盛，万物生长发育，夏季暑盛、湿重，故宜消暑、化湿，以健脾胃为主，少食甜、油腻之品。秋天，炎热渐散，阳气渐收，阴气渐长，气候由热转凉，人应早睡早起，防秋气燥。另外秋天万物萧条，景色凄凉，需防悲伤忧郁，需保持乐观的情绪，注意收敛精神。冬天，天寒地冻，草木凋零，万物休眠，阳气衰少，阴气渐盛，人体宜顺阳气潜藏，早卧晚起，需祛寒就温。中医学在起居方面强调日出而作，日落而息，对未病态的管理，首先需明四时，顺四时而适寒暑。

### （二）和喜怒而安居处

喜、怒、忧、思、悲、恐、惊称七情，其与五脏六腑相关，如不能做到恬淡虚无、静养心神，而是怒气勃发、忧心忡忡、愁眉不展、思虑过度、精神紧张等，均会影响人体的气血运行，进而影响脏腑功能，引起心气紊乱、肝肾不调、肺失治节、心肾不交、脾胃运化失司，从而引起百病。故未病之人当避免七情太过，应适度喜悦，尽量少怒，切勿思虑太过。面对情志变化要及时排解，将伤害降到最低。如此方可"恬惔虚无，真气从之，精神内守，病安从来"。

### （三）调阴阳而节刚柔

调阴阳而节刚柔就是调节人体的阴阳平衡，达到刚柔相济的健康状态。中医健康管理强调根据不同的个体辨证施养，依五脏六腑之异，调其异，纠其偏。如孙思邈提出老年饮食宜清淡、软简，忌腻厚、生冷。《饮膳正要》还提出了食养与四时、季节的适应关系。

在辨证施养中首当辨男女。男子以精为本，以肾为先天；女子以血为源，以肝为先天。女子宜养血、调畅气机，尤其月经来临之际或怀孕、分娩之时，宜节制欲望，不可伤神太过或进食生冷、寒凉之品。男性宜养精，不可过早或过度消耗精气。其次辨老少。人生的每个阶段身体状况不同，养生的侧重点也要有所不同。小儿为稚阴稚阳之体，表现为机体柔嫩，气血未盛，脾胃薄弱，肾气未充，腠理疏松，神气怯弱，筋骨未坚，处于薄弱而不完善的状态，故古人云"要想小儿安，常带三分饥与寒"。老年人气血虚弱，脏器衰竭，饮食宜清淡，不宜食生冷之品，不可过饥过饱，不可剧烈运动。

### （四）形神俱兼动静济

形神合一是中医整体观的体现。所谓形，是指形质、形体、身形而言；所谓神，是人的精神意识、思维活动以及人体生命活动的外在征象。形为体，神为用；形为阴，神为阳。《内经》云："失神者死，得神者生也。"神所承，生命在；神气去，则生命完结。为了保证生命的完整，需形与神俱。形体得到锻炼方能筋骨得伸、气血得运，而过度锻炼则可引起筋伤骨损，气血过度消耗，故需动静相济，动中有静，静中有动，一切以适中为宜。动静相济，方能形与神俱。

### （五）修德道并身心养

养德以养心，养心以养身。知足常乐，乐天知命，自然能精神内守，以达神安。清代《中外卫生要旨》曰："常观天下之人，凡气之温和者寿，质之慈良者寿，量之宽宏者寿，言之简默者寿。盖四者皆仁之端也，故曰仁者寿。"所以要想健康长寿，良好的道德修养是重要的前提。培养心地善良、助人为乐、仁慈厚道、宽以待人的道德情操，有利于健康长寿。

## 二、欲病态管理

中医学认为，人是一个有机的整体，天人相应，在生命的生、长、壮、老、已全过程中，健康状态都受到自身因素和外界环境的影响。自身因素包括父母之精的厚薄、七情之偏颇、饮食之偏嗜等，外因包括生活经历、天地之气变化等，所有因素都有可影响人体阴阳的平衡。一旦阴阳平衡被打破，轻则转入欲病态，重则转入已病态。然而人体有很强的自愈自稳能力，阴阳的转化使得人的生命过程不断在未病状态、欲病状态、已病状态下转换。欲病态管理需遵循以下原则。

**1. 趋利避害**　欲病态是人体阴阳发生偏颇，但尚未进入已病态，尚有向好的趋势。但是如果不能及时纠偏，或受外界影响，也可往坏的方向发展，进入已病态，因此中医健康管理强调遵循趋利避害原则。趋利是指找到适合自己的生活方式、饮食方式、作息规律、精神状态来管理自己。避害是指尽可能避免影响阴阳平衡的因素。趋利避害包括协调阴阳、饮食有节、起居有常、恬淡虚无、精神内守等一系列养生之法。趋利有助于固护正气，"正气存内，邪不可干"。避害可防止外邪入侵，有利于发挥自我调节作用而恢复阴阳平衡。

**2. 整体与个体结合**　欲病态强调欲病防变，因每个人的病理状态不同，有些人偏气滞，有些人偏气虚。加之每个人的生活习惯、居住环境、工作性质有所不同，欲病之态各异，因此需选择合适的调理方案，包括起居饮食、食疗药膳、针灸拔罐、推拿导引等，以使机体阴阳恢复平衡，不至于进入发病状态。在调理方案的选择上，既要根据年龄、性别、地域等进行整体调整，也要依据每个人的体质特点采用针对性措施。例如南方多湿，调理要注重祛湿健脾，热证宜清热利湿，寒证宜温阳散寒祛湿。

**3. 内外兼顾**　人是有机的整体。人禀受自然之气而生长，与自然有着不可分割的联系。人体内外以及人与自然互为影响，因此欲病态的管理必须内外兼顾。

**4. 顺应自然**　人以天地之气生，四时之法成，人必须顺应自然规律而调摄，与天地相参，与日月相应，生命过程才能正常。

**5. 三因制宜**　即因时、因地、因人制宜，这是中医理论的特色之一，也是中医健康管理的原则之一。因时包括天气、时间、运气，因地包括地域、地气，因人包括五脏六腑、气血津液、神色形态、年龄、性别等。只有重视三因制宜，才能突出中医健康管理的特点并发挥作用。

## 三、已病态管理

已病态管理是中医健康管理的重要环节，是评价中医健康服务有效性的关键步骤。慢性病的发生大多与生活方式密切相关，是中医健康管理的重要内容。慢性病管理要遵循标本兼治、身心并重、调治并用及整体调整的原则。其管理主要是评估、干预和跟踪反馈。

慢性病是慢性非传染性疾病的简称，是指一类病程长，无传染性，按照目前的医疗水平几乎不能治愈的疾病。它具有起病缓、病程长、症状绵延难愈的特点。由于病情迁延，多会累及其他脏腑，表现为功能进行性受损或失能。慢性病又可分为急性发作期和缓解期。健康管理主要针对的是缓解期，其管理原则如下。

**1. 标本同治**　慢性病的特点是病程长，在急性发病过程中，身体长期处于某种病理状态。标本同治的核心在于急则治其标，缓则治其本。如果高血压患者服药期间症状稳定，无明显的眩晕、胸闷、心悸等症状就可遵循缓则治其本的原则，继续予以降血压以及血压监测、生活方式调整等管理。一旦出现血压急性升高，伴有头晕、胸闷、心悸、失眠，甚至头痛、焦躁不安、肢体麻木乃至意识改变时，则应急则治其标，不能单单降压，需去医院进一步处理。

**2. 身心并重**　目前医学模式已进入生物 – 心理 – 社会医学模式，疾病的发生与心理关系密切，这也是中医形神统一养生防病原则的体现。因此，慢性病的健康管理既要注重调畅情志，保持心情愉悦，又要合理地强身健体。比如可以练习八段锦、太极拳、易筋经等养生功法。

**3. 调治并用**　慢性病管理需根据疾病的特点，发挥中医药的调理作用，做到调治并重。患者既要积极进行基础病治疗，坚持长期服用药物，又要注意防止并发症的发生，从生活起居、饮食等方面进行调理，调治并用。

### 四、病后康复管理

病后康复管理主要是为促进疾病康复、减少疾病迁延或出现并发症的管理。

病后康复管理强调准确评估疾病状态，由于正气受损，余邪未尽，患者往往有再次发病的可能，因此需准确评估健康状态，从而给予针对性治疗，防止疾病的进一步发展。

病后康复的患者要注重"瘥后防复"。糖尿病是一种慢性疾病，加强自我管理是延缓糖尿病进程、提高患者生活质量的关键。病后康复管理包括电话随访、微信随访、健康教育等，目的是使患者提高对疾病的认识，自主进行健康管理。

"瘥后防复"立足扶助正气，强身健体，防止疾病复发，核心在于"防"，充分体现了"预防为主"的思想，重点是指导人们做到防患于未然。

## 第三节　中医健康管理效果评价

中医健康管理的目的是使失衡的机体重新恢复平衡。中医健康管理效果评价是对整体健康状态进行动态测量，包括生物、心理和社会等方面的综合效应，以整体、动态地反映人的健康状态变化情况。

### 一、中医健康管理效果评价的内容

影响健康的因素很多，需要多角度、多层次地进行评价。中医健康管理效果评价，既有对单一因素的分析，又有对综合因素的评估，目的是了解干预前后的状态变化情况。中医健康管理效果评价包括以下几个方面。

## （一）健康素养

健康素养是指个人获取和理解健康信息，并运用这些信息维护和促进自身健康的能力与基本素质。健康素养一词于 1974 年在美国的健康教育课程中首次出现，之后越来越多的医学和健康教育相关机构开始研究健康素养，目的是最大限度地唤起民众对健康问题的关心和认识。1998 年，WHO 对健康素养下的定义是："健康素养代表着认知和社会技能，这些技能决定了个体具有动机和能力去获得、理解和利用信息，并通过这些途径能够促进和维持健康。"从该定义可以看出，个体的健康素养决定了其在生活中获得信息的动机与能力，通过提升获得健康信息的能力，从而提高自我健康促进和保持健康的能力，以达到健康最大化。

## （二）身体状态

身体状态的评估是在中医理论的指导下，分析由望、闻、问、切四诊所收集的信息。这些信息既可以是局部病变的反映，也可以是整体功能失调在局部的反映。例如，身高、体重、温度、湿度等。

## （三）精神状态

中医健康管理效果评价包括宏观、中观、微观三个层面。宏观包括自然环境、四时节气、气候条件等，中观包括望、闻、问、切采集的症状、体征、病史等，微观包括理化指标、遗传和基因表达等。中医健康管理效果评价除身体状态外，还包括心理状态，通过访谈或问卷调查等评估人的精神状态，强调身体与精神的协调性，注重效果评价的整体性。

## （四）人与环境的适应性

WHO 研究发现，影响人体健康的诸因素中环境因素占 17%，远远超过医疗服务水平与遗传生物因素。环境中的水、空气、噪声、土壤等污染，以及生态系统的损害等是影响人体健康的根源。人与环境的适应性评估包括人与社会环境的适应性评估和人与自然环境的适应性评估。人体对外界环境的适应度，因健康状态不同而有所差异。环境污染对人体健康的损害具有长期性、滞后性、隐蔽性等特点，需要大量的群体调查方能发现规律，因此应加强对环境监测和评估，建立一些与民生相关的环境指标，如健康蓝天数、可游泳水面、可垂钓水体、可饮用水水源等，并根据个人或群体的健康状况综合评估人的适应情况，以提前进行干预。

## 二、中医健康管理效果评价的方法

中医健康管理效果评价是基于中医状态辨识，通过分析干预前后状态参数变化，评估管理效果。

### （一）建立健康状态效果评价体系

在中医整体观念的指导下，中医健康管理效果评价体系采用分级分类的方法，以个体为中心，以状态调整为目标，内容包括干预后疾病的生物学结局或变化、证候转归和变化、患者报告结局（PRO）、医生报告结局（CRO）等。

### （二）借鉴应用现代临床科研方法

中医药学的生命力在于疗效，传统中医临床疗效的评价方法更多地侧重于个体症状的改善，中医药整体调节的疗效尚未得到全面的现代表达。建立一套既遵循中医药自身诊疗特点，又具备现代化、科学化、国际化的临床疗效评价方法，已成为中医药事业发展亟待解决的问题。近年来，中医药学者对中医药临床疗效评价的方法进行了大量的研究，取得了一些成绩。学者们运用现代研究方法，如流行病学、循证医学、统计学等方法，结合临床数据，分析指标体系中的各级指标对状态调整评价的贡献度及相互关系，筛选评价指标，再通过临床调查、文献分析、各量表问卷调查等研究，筛选出可以客观反映中医特点与优势的指标。

例如，临床研究的设计、测量和评价是临床流行病学的核心内容，中医健康管理效果评价参照该方法，从科研设计到最终的疗效评价均按照临床流行病学的研究方法进行。首先结合人体的症状和体格检查进行初步的评估与诊断，再参考相应的辅助检查及必要的相关检查，以进一步评估、确诊。对于心理健康的评估，常通过会谈法、观察法、心理测量及医学检测法等，了解调查对象的认知水平，以及在情感与情绪等方面潜在或现存的健康问题。

### （三）合理应用健康状态评价量表

生命质量是建立在一定的文化价值体系之上，以健康概念为基础，包括躯体功能状态、精神心理活动、社会功能、健康感觉以及与疾病相关的自觉症状等多维概念。中医自古以来对疾病的治疗就包含了提高生命质量的观点。生命质量的评定主要通过量表的形式实现。中医健康效果评价往往采取量表形式，包括普适性量表与特异性量表，并将两者结合起来，以全面评估人体或群体的健康状态。

### （四）健康跟踪反馈体系

中医健康管理不同于医疗救治，是一个长期的过程，即在实施健康管理措施一段时间后，需重新收集相关健康信息进行评估，以及时调整干预策略。因此，在健康信息收集、评估与干预后必须进行随访跟踪，收集反馈信息，以进一步开展健康管理。

# 第六章

# 不同人群的中医健康管理

## 第一节 儿童的中医健康管理

儿童健康管理的首要任务是降低婴儿、5岁以下儿童的死亡率，保障儿童生存。据统计，婴儿死亡占5岁以下儿童死亡的80.2%，新生儿死亡占婴儿死亡的64.8%。5岁以下儿童死亡的前几位死因分别为新生儿疾病、呼吸系统疾病、意外事故和先天畸形。前几位疾病分别为肺炎、新生儿窒息、早产、腹泻。为了更好地保障儿童生存，必须加强对肺炎、新生儿窒息、早产、腹泻等疾病的防治，提高治愈率，降低死亡率。

儿童健康管理的第二项任务是分析儿童健康状况，预防儿童时期的常见病，减少发病率，保护儿童健康。儿童健康状况分析的内容主要包括儿童营养状况、儿童体格发育水平、儿童中医体质评估和儿童时期常见病发病率调查等。儿童营养不良的评价指标一般是用年龄和体重，或者是年龄和身高，或者是身高和体重。体重低、发育迟缓、消瘦均属营养不良。

儿童健康管理工作的第三项任务是加强儿童心理行为保健，促进儿童心理行为健康发展。儿童心理行为健康管理是一项系统工程，涉及儿童教育、儿童心理、儿童发育及行为、儿童保健等，是以促进儿童心理行为健康发展、防止儿童心理行为偏离及障碍为目标。

### 一、儿童中医健康管理的重点

因先天性疾病在儿童疾病中所占比例较大，故儿童的中医健康管理需从出生前开始。生长发育是儿童与成人的基本区别点，贯穿于儿童时期的始终，但又表现出一定的阶段性。0～6 岁儿童根据其体格、解剖、生理和心理及对外界的反应等的不同，可分为胎儿期、新生儿期、婴儿期、幼儿期和学龄前期 5 个阶段。各阶段的特点不同，中医健康管理的重点不同。

### （一）胎儿期的管理重点

从精卵结合受孕到小儿出生断脐，称为胎儿期。胎儿期的疾病主要为先天性畸形和遗传性疾病。胎儿生长发育正常与否主要取决于孕妇的营养、健康状况、工作环境、疾病用药、理化及遗传因素等。《格致余论·慈幼论》说："儿之在胎，与母同体，得热则俱热，得寒则俱寒，病则俱病，安则俱安。"胎儿期的健康管理重点在于预防，通过对孕妇的保健，达到保护胎儿在子宫内健康发育成长，直至安全娩出的目的。胎儿期的健康管理主要包括以下几方面。

**1. 预防遗传性疾病和先天性疾病** 有遗传性家族史者怀孕后需积极进行风险预测及产前诊断，避免接触放射线和有毒化学物质，如铅、苯、汞、有机磷农药等，因为几乎所有药物都可以通过母体影响胎儿。胎儿因肝脏解毒能力差、血脑屏障弱、肾脏排泄功能不全等生理原因，往往导致药物在胎儿体内的浓度远高于在母体的浓度，故孕妇若患病要积极治疗，但需谨慎用药，特别是一些毒性较强或药性猛烈的药物更要注意。多种抗生素都可对胎儿造成伤害，故孕妇忌用。

**2. 预防感染** 包括预防孕期和分娩时的感染。孕期感染弓形虫、风疹病毒、巨细胞病毒及单纯疱疹病毒等病原微生物，可造成早产、流产、死胎或胎儿畸形等不良后果。尤其是孕早期要特别重视对病毒的防范，加强检查，早干预，早治疗，以免造成胎儿畸形及宫内发育不良。分娩时产道的病原微生物可侵入新生儿眼中而引起新生儿结膜炎，因此需预防来自产道的感染。

**3. 定期做好产前检查** 年龄小于 18 岁或大于 35 岁、有过早产或死胎、患过病毒感染、有服药史、妊娠高血压的高危孕妇要定期检查，预防流产、早产、异常产的发生。一旦出现异常情况，应及时就诊，必要时终止妊娠。

**4. 加强孕妇营养** 胎儿的生长发育全赖母体的气血濡养，故整个孕期都应重视饮食调养，必须保证供给胎儿正常生长发育所必需的营养素，如蛋白质、矿物质和维生素。需要注意的是，在保证充足营养的同时应防止营养摄入过多而导致胎儿体重过重，胎儿体重过重可使妊娠并发症、难产、剖宫产、产道损伤发生的概率增加，同时增加胎儿出生后发生糖代谢紊乱的风险。

**5. 养胎及胎教**　研究发现，胎儿出生前形成的大脑旧皮质是出生后形成的大脑新皮质的基础。胎儿的耳、目和感觉在母体内日益完善，可以听到外界的声响，甚至感受到母亲情绪的变化。孕妇消极的情绪会增加血液系统中对神经系统和心血管系统有害的化学物质，故部分先天性生理缺陷的患儿可能与孕妇早期的情绪异常有关。因此，开展胎教意义深远。胎教是通过孕妇对胎儿感官的良性刺激，以促进胎儿大脑正常发育的过程。

## （二）新生儿期的管理重点

自出生后断脐到满 28 天，为新生儿期。出生 7 天内的婴儿称早期新生儿。新生儿形体结构和生理功能很稚嫩，生理调节和适应环境能力差，易被病邪侵袭。此期健康管理的重点是加强护理。

母乳含有丰富的营养、免疫球蛋白、益生菌和其他抗感染物质，提倡母乳喂养，以使新生儿获得抵抗传染病的能力。

新生儿皮肤娇嫩，必须保持皮肤清洁，特别是皮肤皱襞处及二阴前后。注意保持脐部干燥，预防脐风、脐湿、脐疮等脐部疾病的发生。新生儿体温调节功能差，故需特别注意保暖。衣着要选择柔软、吸水性强的纯棉织物，宽松，容易穿脱。居室要保持清洁。

## （三）婴儿期的管理重点

从出生 28 天后到满 1 周岁为婴儿期，又称乳儿期。婴儿期是小儿生长发育最为迅速的时期，1 年中身长比出生时可增加 50%，体重增加两倍，脑发育很快。此期对营养素和能量的需要相对较大，但小儿脏腑娇嫩，消化功能不完善，易发生消化紊乱和营养不良，免疫力差，容易感染疾病，如呼吸道感染、麻疹、手足口综合征等。婴儿期管理的重点是合理喂养，计划免疫，预防感染。同时，定期进行体格检查和生长发育监测。按照计划免疫程序，1 岁内完成各种疫苗的基础免疫，积极预防呼吸道感染、腹泻等感染性疾病和贫血、佝偻病等营养性疾病的发生。

### （四）幼儿期的管理重点

1 周岁至 3 周岁为幼儿期。幼儿期的生长发育速度较婴儿期减缓，但生理功能日趋成熟。幼儿活动范围逐渐扩大，对危险的识别能力差，意外伤害、中毒、传染性疾病的发病率较高。因断奶后膳食结构发生了较大变化，幼儿的消化功能不够成熟，因而营养缺乏和消化功能紊乱时常发生，故需合理安排膳食。幼儿期的主要健康问题排在前五位的依次为龋齿、视力不良、贫血、肥胖和低体重，健康管理的重点是指导喂养、防病治病、开始早教等。要保证幼儿充足的睡眠，培养其良好的生活习惯，关心其情感及智力发展，加强防护，防止异物吸入、烧烫伤、触电、外伤、中毒、溺水等意外事故的发生。按计划预防接种，以预防传染病。控制看电子产品的时间，保护视力。注意口腔卫生，早晚刷牙。

### （五）学龄前的管理重点

3～6 周岁称学龄前期。学龄前期的儿童体格发育稳步增长，每年体重增加约 2kg，身高平均增长约 5cm。大脑皮质功能迅速发育，智能发育趋于完善。心理变化较为突出，理解能力逐渐增强，并有一定的抽象概念，如数字、时间等，能用较复杂的语言表达自己的思维和感情，具有强烈的好奇心和求知欲，可塑性强，是性格形成的关键时期。此期需注意培养其学习习惯、想象与思维能力，使之具有良好的心理素质。

学龄前期健康管理的重点是每年进行 1～2 次的健康检查，筛查与矫治近视、龋齿、缺铁性贫血、寄生虫等常见疾病。加强锻炼，预防疾病，进行安全教育，防范意外事故的发生。

## 二、儿童中医健康管理的方法

儿童的生活不能自理，健康管理主要依赖父母。中医健康管理的方法主要包括规避外邪、饮食调节和心理卫生指导等方面。

### （一）规避外邪

《素问·四气调神大论》认为，自然界有春温、夏热、秋凉、冬寒之气候的不同，人们应根据四时阴阳的变化规律进行调节，顺应季节气候的变化。六淫中尤其要注意寒温调适，及时增减衣物。保暖要点是头宜凉，背、腹、足宜暖，被子尤忌过厚，平时穿衣不宜过多。

### （二）饮食调节

儿童长发育迅速，身体、智力及脏腑功能不断趋向成熟，对营养物质的需求较多，质量要求较高。儿童阶段营养要充足，以促进生长发育为原则。饮食要易于消化吸收，注意保护孩子的脾胃。同时，要按时进餐，注重节食。

### （三）心理卫生指导

健康包括生理健康和心理健康两部分。据调查，儿童心理行为偏离率已达到10%～20%，因心理行为障碍引起的厌食、肥胖、抽动症、遗尿、精神行为疾病等日益增多。儿童心理卫生指导的任务是宣传和普及儿童心理卫生知识，指导家长、老师和社会工作者关心儿童的心理需求，重视养育方法和儿童心理发育，为儿童营造宽松、愉快的成长环境。父母应通情达理，给孩子以更多的关爱，这样将来孩子才能更自信、更独立。

体质学说认为，体质是客观存在的一种生命现象，是在先天遗传的基础上，经过后天发展而表现出的相对稳定的生理、心理特质。体质学说用于儿童的健康管理，可根据儿童的体质特征，分析先天遗传和后天环境的影响因素，从而制定不同的健康管理方案，采取中药、外治、推拿等方法，提高儿童的免疫力，减少发病次数，减轻发病症状。例如捏脊疗法，可以调节阴阳，行气活血。摩腹法可以健脾和胃，有助于提升儿童的消化能力，增进食欲。按揉足三里、迎香穴两个保健穴，可以补中益气，促进机体对营养物质的吸收。按揉四神聪，可以改善睡眠，增强儿童的抗病能力。各种手段相互配合，可以达到未病防病、既病防变，促使儿童身心健康、快乐成长的目的。

### （四）特殊儿童的中医健康管理

**1. 慢性病儿童的中医健康管理**　据统计，我国有 10% ~ 20% 的儿童患有慢性病，2% ~ 4% 的儿童患有严重的慢性疾病。其中儿童常见的慢性病有免疫相关性疾病、血液病、内分泌疾病等。慢性病具有病程长、反复发作、需要长期治疗的特点，直接影响儿童的体格发育、情绪及认知等心理发育和社会适应能力，降低患儿的生活质量。

慢性病患儿在完成医院治疗后，大部分需要在家庭或社区进行维持治疗。针对慢性病儿童进行系统的"以家庭为中心"的健康管理，可以有效改善慢性病儿童的身心状况，提高慢性病儿童的生存质量，并降低医疗费用。医院可通过电话随访、专题讲座和培训、专家咨询等方式，将医院护理延伸到社区和家庭，对慢性病患儿提供更具针对性的有效健康管理，帮助患儿更好地战胜疾病。

**2. 肥胖儿童的中医健康管理**　肥胖不仅影响儿童的体格、行为和心理发育与健康，还可延续至成年，与糖尿病、高血压、冠心病等疾病密切相关。造成儿童肥胖的原因有喂养过度、运动不足、行为偏差和遗传因素等。对此应定期筛查，及早发现超重和肥胖儿童，通过家庭课堂等宣传教育方式，让家长充分认识到肥胖的危害，改变家庭不良的饮食习惯和喂养行为，树立合理营养、平衡膳食的科学理念，培养儿童良好的饮食习惯，保证其健康成长。

**3. 留守儿童的中医健康管理**　据不完全统计，我国有 3000 多万留守儿童。这一群体的健康管理重点是进行生长发育和心理健康的评估指导。教育机构可通过获取留守儿童准确的生长发育信息，对照标准发现问题，进而进行营养干预和运动干预，根据留守儿童的身心发展特点，对他们进行心理健康教育和心理咨询辅导，对有行为偏差、心理障碍的留守儿童及时给予必要的关心和指导，促进他们身心健康发展。

# 第二节　青少年的中医健康管理

## 一、青少年中医健康管理的重点

青少年是指儿童期向成人过渡时期，世界卫生组织划定的年龄为 10～19 岁。具体来说，青少年的健康管理可分为小学生的健康管理和初中、高中生的健康管理。

### （一）小学生健康管理的重点

小学生的健康管理，除健康体检外，应注意预防近视和龋齿，保证充足的营养和休息，注意情绪和行为变化，避免过度紧张，减少精神行为障碍性疾病的发生。此外还要进行法制教育，学习交通规则和意外伤害的防范知识。

### （二）初中、高中生健康管理的重点

初中、高中生的健康管理主要是青春期的管理。青春期是从第二性征出现到生殖功能基本发育成熟、身高停止增长。女孩一般为十一二岁至十七八岁，男孩为十三四岁到十八九岁，个体差异较大。青春期为体格发育的第二个高峰，最大的特点为生殖系统迅速发育，第二性征逐渐明显，女孩出现月经，男孩发生遗精。

由于神经内分泌调节不稳定，加上广泛接触社会，青春期少年易发生心理、行为、精神和社会适应度等方面的一些特殊健康问题，同时生理的不断变化易造成青少年内心的不安或冲动。这一时期的健康管理重点是加强教育与引导，普及青春期保健知识，提高识别能力，抵御不良风气的侵蚀，建立正确的人生观，培养良好的道德品质，以保证健康平稳地度过青春期。注意加强青春期生理、心理、性知识教育，培养良好的道德品质，促进身心健康。

## 二、青少年中医健康管理的方法

青少年生长发育迅速，代谢旺盛，必须合理地摄取营养，特别注重蛋白质的补充，摄取足量的碳水化合物及适量的脂肪。对于先天禀赋不足、体质较弱者，更应注重饮食调护，培养后天以补先天不足。

青少年处于心理上的"断奶期"，具有较大的可塑性。他们对周围的事物有一定的观察分析和判断能力，但情绪波动较大，缺乏自制力，看问题偏激，有时不能明辨是非，处于半幼稚、半成熟阶段。要求家长及老师重视培养其健康的心理素质。

# 第三节  女性孕产期的中医健康管理

## 一、妊娠期中医健康管理的重点

妊娠期从末次月经的第 1 日开始计算，孕龄为 280 天，即 40 周。临床上将妊娠期分为三个时期：第 13 周末之前称为早期妊娠，第 14～27 周末称为中期妊娠，第 28 周及其后称为晚期妊娠。加强对妊娠期的健康管理，对于提高妊娠期妇女和婴儿健康水平均具有重要意义。

孕前期应选择最佳的受孕时机，有计划妊娠，以减少诸多危险因素和高危妊娠。孕前应仔细评估既往慢性疾病史、家族和遗传病史，积极治疗对妊娠有影响的疾病，如病毒性肝炎、心脏病等。要戒烟酒，避免接触有毒物质和放射线。孕前 3 个月要补充叶酸和多种维生素，以降低胎儿神经管畸形等风险。

中医学认为，胎孕期多冲脉气盛而逆。唐代孙思邈在《备急千金要方·妇人方》中说"妊娠一月始胚，二月始膏，三月始胞，四月形体成，五月能动，六月筋骨立，七月毛发生，八月脏腑具，九月谷气入胃，十月诸神备，日满则产矣"，概括了胚胎发育的过程。妊娠初期，由于血聚下焦，冲脉气盛，肝气上逆，横逆犯胃或胃失和降，可出现饮食偏嗜、胸胁不舒、恶心呕吐、晨起头晕等现象。一般经过 3 个月左右的时间，症状多自行消失。妊娠

3个月后，脉象表现为六脉平和滑利，按之不绝，尺脉尤甚。《金匮要略》指出，孕六十日，"妇人得平脉，阴脉小弱"。晋代王叔和在《脉经》中言："妊娠初时，寸微小，呼吸五至，三月而尺数也。"《胎产心法》云："凡妇人怀孕，其血留气聚，胞宫内实，故尺阴之脉必滑数。"也有少数羸弱妇女，早孕期滑脉不明显，可资鉴别。

妊娠早期易受外界因素及疾病影响，导致胎儿畸形或流产，应注意防病、防致畸。避免密切接触宠物，患病时遵医嘱服药。要保证充足睡眠，适当活动，避免高强度工作，要保持心理健康，预防心理问题的发生。高危妊娠者应密切观察，严格执行转诊制度。

妊娠4~5个月后，孕妇可以自觉胎动，胎体逐渐增大，小腹部逐渐膨隆，在腹部可闻及胎心音。妊娠6个月后，胎儿渐大，阻滞气机，水道不利，常可出现轻度肿胀。应注意营养，科学生活方式，进行妊娠期糖尿病和胎儿畸形筛查，监测胎儿生长发育情况，减少产后并发症的发生。同时做好分娩前的心理准备。

对于分娩期保健，我国提出了"五防一加强"。"五防"即防出血（及时纠正宫缩乏力，及时娩出胎盘，注意产后两小时的出血量）、防感染（严格执行无菌操作规程，院外未消毒分娩者应用破伤风抗毒素注射防新生儿破伤风，防产妇产褥感染）、防滞产（注意胎儿大小、产道情况、产妇精神状态，密切观察宫缩，定时了解子宫颈扩张和胎先露部下降情况）、防产伤（尽量减少不必要干预及不适当操作或暴力，提高接产质量）、防窒息（及时处理胎儿窘迫，接产时做好新生儿抢救准备），"一加强"是加强产时监护和产程处理。

## 二、产褥期中医健康管理的重点

从胎盘娩出至产妇全身各器官（除乳腺外）恢复至正常未孕状态所需的一段时期，称为产褥期，又称"产后"，通常为6周。

中医学认为，产后期的生理特点是多虚多瘀。由于产后创伤出血，恶露排出，造成失血耗气伤津，如摄生不慎，外感六淫，邪气与败血相结合，则易致瘀。在分娩发生前的数周，孕妇可有一些临产征象的出现，而在接近分娩时，阴道可有少量血性分泌物和黏液。《医宗金鉴·妇科心法要诀》云："若数月已足，腹痛或作或止，腰不痛者，此名弄胎。"

产褥期保健包括饮食起居、活动、避孕及产后检查。推荐母乳喂养，按需哺乳。要注意房间空气流通，预防产褥中暑。

产后 1 小时产妇可进流食或清淡半流食，逐渐吃普通饮食。食物应富有营养、足够热量和水分。若哺乳，应多进食蛋白质、热量丰富的食物，并适当补充维生素和铁剂。产后因卧床休息、食物缺乏纤维素，加之肠蠕动减弱，易发生便秘，应鼓励产妇多吃蔬菜，及早下床活动。同时注意观察子宫复旧及恶露情况，多给予精神关怀、鼓励和安慰，重视心理护理。

### 三、孕产期中医健康管理的内容

#### (一) 规避风险

孕产期的风险主要有内因和外因两方面。

**1. 内因** 包括寒湿、内热、气血虚弱、肾虚（肾阳虚、肾阴虚、肾阴阳两虚）、气滞血瘀等风险因素。

（1）寒湿：寒为阴邪，易伤阳气；寒性凝滞收引，易使气血阻滞不通。孕产期妇女素体阳气虚衰，命火不足，或阴寒之气不散，故内寒产生，可导致妊娠中晚期出现肢体、面目肿胀。内湿的产生主要是脾虚，脾的运化和输布津液的功能下降，引起水湿痰浊在体内蓄积停滞，从而导致孕产期疾病的发生。

（2）内热：孕产期妇女素有胃热，或嗜食辛辣厚味，热壅中焦，火热内生，冲气上逆或伤及冲任，迫血妄行，导致恶阻、子痛、产后发热等疾病。

（3）气血虚弱：素体气血虚弱，或脾胃虚弱，妊娠恶阻日久伤及脾胃，或大病久病之后正气不足，加之失于调养，以致气虚血少。脾虚则健运失常，气血化源不足，冲任失养，血失统摄，血海不盈，而出现胎萎不长、胎漏、胎动不安、产后缺乳等。

（4）肾虚：若先天禀赋不足，或房事不节，可伤肾气，损真精，耗气血。肾虚则肾精匮乏，胎失所系，胎元不固，发为胎漏、胎动不安。若命门火衰，冲任失于温煦，上不能暖土，水湿下注，下不能暖宫，胞宫虚寒，可致子肿、子满、妊娠腹痛、产后腹痛等。若肾阴虚，冲任胞宫失养，阴虚生热，热伏冲任，迫血妄行，可致妊娠腹痛、胎漏、胎动不安。

（5）气滞血瘀：素体多郁，气机不畅，易致气机升降失常，肝郁则气滞，气滞则血瘀水停而致病。

**2. 外因**　包括外感六淫（以寒、热、湿为主）、跌打损伤、毒物伤胎等因素。

（1）外感六淫：寒为阴邪，易伤阳气，寒邪由外及里，伤于肌表、经络、血脉，或产后血室正开，寒邪入侵冲任、子宫，导致产后身痛等病证。孕产期妇女外感火热之邪，热邪易乘虚而入，损伤冲任，致妊娠小便淋痛、产后发热等病证。如气候潮湿，阴雨连绵，或久居湿地，或经期、产后冒雨涉水，湿邪内渗而致病。湿留体内日久，又可随体质的阴阳盛衰而发生寒化或热化。

（2）跌打损伤：孕后因生活不慎，登高持重，跌仆闪挫，或劳力过度，以致气血失和，气乱不能载胎，血乱不能养胎，以致胎元不固。

（3）毒物伤胎：明代陈文昭《陈素庵妇科补解·妊娠误食毒药伤胎方论》云："妊娠误食毒药，如消石、巴豆、砒霜、乌附等味，毒物如野菌及无名草药酿酒，病死牛、羊、鸡、豚等，内则伤胎气，血下不止。"因此孕期应避免接触有害化学制剂等，避免病毒感染，患病时遵医嘱服药。

## （二）饮食均衡

《备急千金要方》云："食山羊肉，令子多疾；食兔肉，令子无声缺唇……"指出孕产期妇女饮食须节制，以免伤胎。《逐月养胎法》说："无大饥，无甚饱，节饮食，调五味。"因此，孕期饮食以清淡而富于营养为宜，勿过饥过饱、过寒过热，亦不宜过咸，以免影响脾肾功能，导致疾病的发生。

产后气血骤虚，加之须化生乳汁哺育胎儿，故应加强营养，宜食富含营养且易消化的食物，忌食生冷肥甘，以免损伤脾胃，导致产后缺乳、产后大便难等病。

## （三）工作劳而不倦

《产孕集》云："凡妊娠，起居饮食，惟以和平为上，不可太逸，逸则气滞，不可太劳，劳则气衰。"正常妊娠可从事日常工作，切忌太逸，逸则气滞，亦不可过劳，劳则气耗。《万氏女科》云："受胎之后，当宜行动往来，使血气通流，百脉和畅，自无难产。若好逸恶劳，好静恶动，贪卧养娇，则气停血滞，临产多难。"要避免提重物，攀高涉险，以免伤胎元，导致堕胎、小产。产妇要充分休息，保证睡眠充足，劳动不宜过早过累，以免导致子宫脱垂。

### （四）调和五志

养胎先调心，妊娠妇女宜舒畅情志，遇事乐观，切忌暴怒或忧思，以免气血阻滞，引起腹痛、脏躁、缺乳等病证。同时避免过喜、过怒、过忧、过悲，以免影响胎儿发育。孕期可多看美好的东西，保持心情舒畅；可多听柔和欢快的音乐，少听令人烦躁兴奋的音乐，以安胎养心。

### （五）慎服中西药物

《胎产秘书》云："凡孕妇脾胃健旺，气血充足，则胎安产顺，毋庸用药调理。"《妇人大全良方·妊娠门》曰"凡妊娠诸病，但忌毒药"，所以妊娠期间用药应特别谨慎。凡峻下、滑利、祛瘀、破血、耗气、散气及有明显副作用的药物都应慎用或禁用。如果病情需要，必须在医生的指导下服用，严格遵医嘱用药。

# 第四节　中老年人群的中医健康管理

中老年一般指人类生命历程中青年之后的阶段，包括中年和老年。

## 一、中老年人群中医健康管理的重点

### （一）重视生理病理特点

《素问·上古天真论》云女子"五七，阳明脉衰，面始焦，发始堕；六七，三阳脉衰于上，面皆焦，发始白；七七，任脉虚，太冲脉衰少，天癸竭，地道不通，故形坏而无子"；男子"五八，肾气衰，发堕齿槁；六八，阳气衰竭于上，面焦，发鬓斑白；七八，肝气衰，筋不能动；八八，天癸竭，精少，肾脏衰，则齿发去，形体皆极"。《素问·阴阳应象大论》谓："年四十，而阴气自半也，起居衰矣。年五十，体重，耳目不聪明矣。年六十，阴痿，气大衰，九窍不利，下虚上实，涕泣俱出。"描述了人衰老的具体形态表现和功能特征，指出人步入中老年后，五脏衰退，真阳气少，神气浮弱。《灵枢·天年》曰："五十岁，肝气始衰，肝叶始薄，胆汁始减，目始不明；六十岁，心气始衰，苦忧悲，血气懈惰，故好卧；七十岁，脾气虚，皮肤枯；八十岁，肺气衰，魄离，故言善误；九十岁，肾气焦，四脏经脉空虚；百岁，五脏皆虚，神气皆去，形骸独居而终矣。"指出中老年人脏腑功能衰退，阴阳气血俱衰，尤以肾精亏虚为中老年人生理特点。临床可见中老年人易患感冒，抵抗力低下，少气懒言，动则气喘，皮肤缺少弹性，毛发脱落等。此外《灵枢·营卫生会》云："老者之气血衰，其肌肉枯，气道涩，五脏之气相搏，其营气衰少而卫气内伐。"说明人到中老年，营卫气血衰弱，运行不畅，机体调控阴阳平衡的稳定性降低。

中老年人生理的另一特点是致病因素多样性，往往是几种因素杂至，或由于新感诱发了宿疾，且病后易发生转变，病多难速愈。宋代陈直在《养老奉亲书》中系统地阐发了中老年人的体质特征："气血渐衰，真阳气少"；"神气浮弱，返同小儿"；"五脏衰弱，脾胃虚弱"；"肾水衰而心火盛，肺脏易被火盛，形体虚羸，活动减少，心力倦怠，精神耗短，百事懒于施为；骨质疏薄，易于动伤，多感外疾，肌肉瘦怯，腠理开疏，若风伤腠中，便成大患"等。

## （二）避免危险因素

中老年时期是人体各项生理功能明显衰退的阶段，气血阴阳渐虚，抵抗外邪的能力有所减弱，因此，中老年人的日常健康管理要特别注意扶正祛邪，内外兼顾。主要风险因素除内在的气血阴阳亏虚外，还要注意外感、饮食、跌仆及情志内伤等因素。

## 二、中老年人群中医健康管理的方法

### 1. 饮食宜清淡温软

（1）饮食宜多样：年老之人精气渐衰，应该多样化饮食，使谷、果、肉、菜适当搭配，做到营养丰富、全面、均衡。同时在医生的指导下合理补充微量元素，如钙、维生素 D、铁、维生素 A 等。中老年人容易出现骨质疏松及脱钙现象，容易造成骨折，饮食中宜适当补充钙质，比如豆制品、乳制品等。

（2）食宜清淡：老年人脾胃虚弱，运化吸收力弱，饮食应做到"三多三少"，即蛋白质多、维生素多、纤维素多，少糖类、少脂肪、少盐。尤其是患有高血压、肾病等的老年人，更应注意控制油、盐的摄入。超重或血脂异常者，宜选用低脂或脱脂奶、无糖或低糖奶粉等。

（3）食宜温软：老年人宜食用温热之品以顾护脾胃，慎食或少食生冷之品，以免损伤脾胃。老年人脾胃虚弱，加上牙齿松动脱落，咀嚼困难，故宜食软烂之品，忌食黏硬、不易消化之品。粥容易消化，且益胃生津，对老年人较为适宜。

（4）食宜少缓：老年人宜谨记食饮有节，不宜过饱。《寿亲养老新书》强调："尊年之人，不可顿饱，但频频与食，使脾胃易化，谷气长存。"主张老年人宜少食多餐，既保证营养充足，又不伤脾胃。进食不可过急过快，宜细嚼慢咽，这不仅有助于饮食的消化吸收，还可避免呛、咳等意外情况的发生。

### 2. 动静劳逸适度

（1）劳逸适度：中年人年富力强，同时又重任在肩，任务繁多，要注意避免长期"超负荷运转"，防止过度劳累，积劳成疾。在保证充分营养的基础上，要善于合理地安排工作，适时休息。要保证充足的睡眠，切勿经常通宵工作。老年人机体功能逐渐减退，较易疲劳，尤当注意劳逸适度。要适量做些力所能及的体力劳动或脑力劳动，以免过劳致病。《保生要录·调肢体门》指出，"养生者，形要小劳，无至大疲"，说明劳逸适度对中老年人保健十分重要。

（2）起居谨慎：中老年人气血虚衰，易致外感，当谨慎调摄生活起居。《寿亲养老新书·宴处起居》指出："凡行住坐卧，宴处起居，皆须巧立制度。"中老年人的居住环境以安静清洁、空气流通、阳光充足、湿度适宜、生活方便为宜。要保证良好的睡眠，但不可嗜卧，以免影响人体气血营卫的运行。

（3）寒温适宜：中老年人应慎衣着，适寒暖。需根据季节气候的变化而随时增减衣服。要注意胸、背、腿、腰及双脚的保暖。

（4）运动有度：中老年人要适时调整生活节律，善于忙中偷闲，利用各种机会进行身体锻炼。应选择安全的运动项目，比如散步、慢跑、游泳、太极拳、五禽戏、经络拍打操等。运动时要根据自身情况，掌握次数、时间和强度。

（5）节制房事：中年人相较青少年体力有所下降，加之工作紧张，事务繁多，精力消耗大，故应节制房事，以免损伤肾气。老年人肾气逐渐衰退，房室之事亦应随增龄而减。年高体弱者，要断欲独卧，避忌房事。

**3. 五志调和**

（1）宁心静神：中年人肩负着社会与家庭的重担，易使思想情绪陷入抑郁、焦虑、紧张的状态，长此以往，必然耗伤精气，损害心神，导致早衰多病。《养性延命录》强调"壮不竞时""精神灭想"，就是要求中年人要精神畅达乐观，不要为琐事过分劳神，不要强求名利、患得患失。

（2）知足不殆："积善有功，常存阴德，可以延年"；"知足不辱，知止不殆"。老年人应明理智，存敬戒，生活知足，无嗜欲，做到人老心不老，退休不怠惰，热爱生活，保持自信，谦让和善，从容冷静地处理各种矛盾。《万寿丹书·养老》中提出："养老之法，凡人平生为性，各有好嗜之事，见即喜之。"老年人应根据自己的性格和情趣怡情悦志，如澄心静坐、益友清谈、临池观鱼、森林听鸟等，使生活自得其乐，以利康寿。

**4. 药物饮食并举**　老年人往往体弱多病，应积极主动地配合治疗，并定期进行体检，及早发现一些不良征兆，及时进行干预。老年人生理上退行性改变，机体功能减退，故无论是治疗用药，还是保健用药都不同于中青年。

一般而言，老年人保健用药应遵循以下原则：药宜平和，药量宜小，注重脾肾，兼顾五脏；辨体质调补，调整阴阳；掌握季节变化规律用药，定期观察。要药食并举，因势利导，防病延年，保养身心。

# 第五节　职业人群的中医健康管理

## 一、职业人群中医健康管理的重点

### （一）重视生理病理特点

**1. 体力劳动者**　《灵枢·天年》云："人生十岁，五脏始定，血气已通，其气在下，故好走。二十岁，血气始盛，肌肉方长，故好趋。三十岁，五脏大定，肌肉坚固，血脉盛满，故好步。四十岁，五脏六腑十二经脉，皆大盛以平定，腠理始疏，荣华颓落，发颇斑白，平盛不摇，故好坐。"体力劳动者的生理特点与劳动条件和劳动环境有着密切的关系，体力劳动者以筋骨肌肉活动为主，其特征是消耗能量多，体内物质代谢旺盛。体力劳动者大多处于身强体壮的年龄段，精神气血比较充足，四肢百骸比较强壮，抵御外邪的能力较强。

**2. 脑力劳动者**　中医学认为"脑为元神之府"，脑是精髓和神明高度汇聚之处，人的视觉、嗅觉、感觉、思维、记忆力等都是由于脑的作用，与心、肝、肺、脾、肾五脏相关。因心主神志，虽然五脏皆藏神，但都是在心的统领下而发挥作用的。肝主疏泄，又主谋虑，调节精神情志。肾藏精、精生髓，髓聚于脑，故脑的生理与肾的关系尤为密切。肾精充盈，髓海得养，脑的发育健全，则精力充沛，耳聪目明，思维敏捷，动作灵巧。若肾精亏少，髓海失养，脑髓不足，可见头晕、健忘、耳鸣，甚则记忆力减退，思维迟钝。

### （二）避免风险因素

**1. 外感六淫**　六淫也是导致职业人群长期暴露在职业环境中而发病的因素。阴阳相移，寒暑更替，如果气候变化异常，六气发生太过或不及，或非其时而有其气，或气候变化过于急骤，超过了一定的限度，使机体不能与之相适应时，就会导致疾病的发生。六淫致病与所处职业环境有十分密切的关系，如久居潮湿环境易湿邪致病，高温作业者常见燥邪或火邪致病。

**2. 疫疠邪气**　疫疠是指具有传染或流行特征的一类疾病，具有传播迅速、传染性强、病情严重、死亡率高的特点。疫疠与六淫同属外感病邪，特点是发病急，病情险恶，传染性强。

**3. 劳伤所致**　《素问·宣明五气论》谓："久视伤血，久卧伤气，久坐伤肉，久立伤骨，久行伤筋，是谓五劳七伤。"其均可导致疾病的发生。

**4. 七情内伤**　七情，即喜、怒、忧、思、悲、恐、惊，是人体对外界环境的生理反应。在正常情况下，这些情绪活动不会直接致人生病，如果七情过于强烈、持久或突然时，就会引起脏腑气机紊乱，导致疾病的发生。

## 二、职业人群中医健康管理的方法

### （一）培正气，避外邪

《素问·玉机真脏论》云："邪气胜者，精气衰也。"外邪侵袭人体，势必引动正气抗邪，从而耗伤人体气血，干扰脏腑组织功能，所以《素问·上古天真论》指出，"虚邪贼风，避之有时"，认为应避免六淫外邪、金刃外伤、虫兽灾害等，以保护正气，而达到祛病延年之目的。职业人群长期暴露在职业环境中，不良的物理因素可对人体产生危害。为此，应尽量避免接触各种损伤性命的因素，做好监测和防护，如职业环境监测、生物监测等，做好作业场所通风、照明，避免外邪的侵害。

### （二）据职业，调饮食

人体最重要的物质基础是精、气、神。机体营养充盛，则精充、气足、神旺。《寿亲养老新书》曰"主身者神，养气者精，益精者气，资气者食。食者生民之天，活人之本也"，指出饮食是人体的营养基础。合理调配饮食，保证机体足够的营养供给，可以使人体气血充盛，脏腑功能协调。

饮食调理要遵循一定的原则，不仅要合理调配、均衡营养，还要饥饱适度、注意饮食卫生。职业人群可以根据不同工作种类采取相应的饮食调护方法。体力劳动者消耗能量多，体内物质代谢旺盛，应补充充足的能量，多吃一些热量高的食物，适当增加蛋白质的摄入，如蛋类、肉类、鱼类、牛奶、豆浆等。脑力劳动者的膳食应特别注意蛋白质和维生素的充足。

### （三）据工种，养气血

体力劳动者须养气。因"劳则气耗"，可损伤脏腑精气，导致脏气虚少，功能减退。劳力太过容易造成肌肉筋骨等形体的损伤，出现肢体肿痛、功能受限等症。长时间保持一种姿势劳作，易造成机体损伤，或耗伤肝血，目失濡养，而致视力下降、视物昏花；或久坐致脾胃气滞，心肺气血运行不畅，出现食少乏力，精神不振，或腰痛、腰膝酸软，下肢酸胀麻木。经常低头劳作，则可导致颈椎病。

脑力劳动者需补血。劳神过度，易使阴血暗耗，心血亏虚，神失所养，而见心悸、心烦、失眠、多梦、头晕、健忘等症。思虑太过，常可损伤脾气，使脾失健运而血亏。肾主骨生髓，髓充于脑，脑为髓之海，故脑力劳动者要补肾填精。脑力劳动者要坚持科学用脑，坚持运动锻炼，增加大脑供氧。要保持室内空气新鲜，坚持生活规律，保持精力充沛。

# 第七章

# 中医健康管理产业发展

## 第一节　医养结合产业

医养结合的老年人健康管理模式区别于传统的养老服务模式，医养结合健康管理服务能够满足高龄、失能、空巢、患病老人的医疗与养老的多重需求，是医疗改革创新中切实可行的模式。

党的十九大报告指出，"医养结合"的推进和实施需要在政府的统筹规划下，调动各方面力量参与进来，对现有资源进行整合，由受过专业训练的人员对有需求的老年人提供医疗、康复、生活照料、心理疏导和临终关怀等一体化的服务。"医"主要指医疗及康复保健服务，包括医疗诊治服务、健康检查服务、医疗护理服务、大病康复服务等。"养"主要是心理和生理上的养护，包括日常护理和照护、用药和安全、日常活动、功能训练、康复训练、养护疗养、生命健康监测、体质营养监测、身体状况监测等服务。医养结合是目前世界各国在应对普遍的人口老龄化问题时应用效果良好的养老模式。医养结合健康管理主要包括五个方面，即服务需求对象、责任主体、服务内容、资金来源和管理机制。

**1. 医养结合的服务需求对象**　服务对象的刚需是自我照顾能力不足的老年人、照顾者能力不足的老年人、家庭功能不足的老年人等，还包括对老年生活质量提升具有迫切要求的一些老年人。

**2. 医养结合的责任主体**　责任主体是提供医养结合的机构和提供者，目前主要有 4 种模式，即家庭医养结合主体模式、社区医养结合主体模式、医养结合机构主体模式、医疗机构主体模式等。

**3. 医养结合的服务内容**　服务内容是医养结合的关键，主要的服务内容有基本医疗服务、专业康复治疗、专业康复训练、基本护理服务、治疗性护理服务、中医养生服务、中医健康管理服务、协助转诊服务、后勤保障服务等。医养结合服务是将老年人的日常生活照料、饮食起居、精神状态和身体状态结合起来，通过专业的医疗服务，在社会各界的通力协助下，对老年人的晚年生活进行干预、治疗、护理、养生和保健等，使老年人更好地安度晚年，提高老年人晚年的生活质量和生命质量。

**4. 医养结合的资金来源**　医养结合需求大而服务能力不足的一个重要原因是资金筹集问题。目前医养结合的资金筹集主要通过政府补贴、慈善捐助和社会资本，资金支付由医保机构、民政部门和社保机构负责，资金监管由民政部门、卫生部门和社保部门负责。今后需进一步扩大资金来源渠道，积极发展长期护理险等养老保险。

**5. 医养结合的管理机制**　依照当前我国的行政体制划分原则，社会养老保障行业的管理主要由民政部门和人社部门负责，医疗保障和健康管理服务主要由各级卫生行政部门管理，个别试点区域由地方发展和改革委员会参与管理。

## 一、医养结合产业发展现状

### （一）医养结合产业政策发展情况

2015 年卫生计生委等部门联合印发了《关于推进医疗卫生与养老服务相结合的指导意见》，指出要充分认识推进医疗卫生与养老服务相结合的重要性，逐步建立符合国情的医养结合体制机制和政策法规体系，建立资源有序共享、覆盖城乡、规模适应、功能合理、综合连续的医养结合服务网络。发展的重点任务是建立健全医疗卫生机构与养老机构合作机制，支持养老机构开展医疗服务，推动医疗卫生服务延伸至社区、家庭，鼓励社会力量兴办医养结合机构，鼓励医疗卫生机构与养老服务融合发展。

2021 年民政部、卫生健康委等部门联合印发了《智慧健康养老产业发展行动计划（2021—2025 年）》，提出要促进发展智慧养老产业，开发适用于健康管理和养老照护的医学核心技术，拓展智慧健康养老产品供给；重点发展远程医疗、个性化健康管理、互联网＋护理服务、互联网＋健康咨询、互联网＋健康科普等智慧健康养老服务；推进物联网、大数据、云计算、人工智能、区块链等新技术在医养结合场景的集成应用；丰富医养结合服务种类，打造智慧化解决方案。

2021 年国务院印发《"十四五"国家老龄事业发展和养老服务体系规划》，提出发展目标是健全老龄事业和产业有效协同，健全医养康养相结合的养老服务体系和健康支撑体系；织牢社会保障和兜底性养老服务网，完善基本养老保险和基本医疗保险体系，建立长期护理保险制度；完善老年人健康支撑体系，发展老年医疗、康复护理和安宁疗护服务，增强医疗卫生机构为老年人服务的能力，推动医疗服务向居家社区延伸；深入推进医养结合，丰富医养结合服务模式，增加医养结合服务供给，提升医养结合服务质量；制定医养结合能力提升专项行动，包括社区医养结合能力提升行动和医养结合示范行动。

### （二）医养结合产业供给需求情况

我国是老年人口最多的国家，老龄化速度较快，失能、部分失能的老年人口数量大幅度增加，对老年人的医疗卫生服务需求和生活照料需求的量越来越显著，健康养老、医养结合需求日益强劲。2022 年年末，我国人口总数为 14.11 亿，其中 65 岁及以上人口为 2.1 亿，老年抚养比为 21.8%。第七次全国人口普查结果显示，65 岁及以上人口占总人口的比重为 13.5%。据国家统计局官网数据显示，2021 年全国共有养老床位数 503.6 万张，老年人与残疾人服务机构单位数为 4 万个。目前，有限的医疗卫生和养老服务资源以及彼此相对独立的服务体系远远不能满足老年人的需要，迫切需要为老年人提供医疗卫生与养老相结合的服务。

目前，上海市、北京市的一些大型公立医养结合机构因设施齐全、收费合理而且保持着较高的入住率，床位始终处于饱和状态，甚至出现了"一床难求"的局面。部分目标定位为高端服务的医养结合机构，针对高收入群体提供高配置的服务，但因高额的费用使大部分老年人群体难以企及，造成高端医养结合机构入住率低、床位闲置的现象。普通的医养结合机构因资金、技术和人员的限制，只能提供简单的养老服务，难以满足具有医疗需求的老年人。而医院这样的医疗机构是专门提供医疗服务的，又难以提供细致的生活照料和护理服务，因此需要长期康复护理的老年人难以找到合适的医养结合机构。

在医养结合产业的供给与需求方面，问题主要集中在供给端，需求端呈现的是迫切和大量的需求，而供给端是提供医养结合的机构数量有限，难以满足有效需求。

## 二、医养结合产业发展困境

### （一）政府支持力度不足，组织框架不够清晰

我国全面深化改革的核心问题是正确处理好政府与市场的关系，在经济社会的各个领域全面放开市场，充分发挥"看不见的手"在资源配置中的作用。在医养结合产业中，政府应坚持管理和服务理念，在制度层面做好医疗公共服务的顶层设计，明晰政策体系建设，规范医养结合产业的服务规范，保障老年人合法权益，促进医养结合机构健康发展。

目前的医养结合模式在运营时同时受到卫健委、民政部、社保部门等多方管理，存在"多头管理、权责不清"的问题。一般情况下，老年人事业管理受卫健委下属老龄委负责，而敬老院、养老院的运行管理则由民政部门负责，社会保障部门和医保局负责医疗费用的报销和认定管理，医养结合机构的医疗服务提供则由卫健委管理。这使得医养结合机构在日常运营管理中存在组织框架不够清晰、政策执行重叠和政策执行真空等问题。

### （二）市场化运营程度低，尚未形成行业规范标准

目前我国在政策层面不断地推出医养结合产业发展的相关政策建议，但在实际运行中由于刚性政策和客观条件的限制，使得社会力量介入医养结合产业的程度不深，医养融合不充分。医养结合机构运行的市场化程度低，市场在医养结合产业发展中的资源利用和资源配置作用发挥不明显，部分地区

存在"雷声大、雨点小"的情况。一些医养结合机构并不属于实体性的机构范畴，比如"社区养老""家庭养老""养老院养老"，难以将其纳入市场主体统筹，也难以运用市场调节机制对其进行运营管理。这也导致这些非营利性的医养结合机构难以做大做强。另外，医养结合行业标准建设尚未形成体系。

### （三）专业人员不足，服务水平参差不齐

医养结合产业要求从业人员既要具备"医"的知识，又要有"养"的技能服务，还要热爱养老事业，对从业人员的要求较高。然而目前能同时提供医疗服务和老年护理技能的人员非常少，而且服务水平差异较大。过去医疗与养老服务分离，从业人员仅在各自职责范围内发挥专业作用，而医养结合后，则缺乏专业的医养结合服务人员。提供医养结合服务的人大多没有接受过专业培训，有的虽能提供养老护理服务，但专业性较强的医疗服务则难以胜任。加之养老护理工作强度大，工作环境一般，社会认可度不高，薪资待遇不高，致使人员流动性大。另外，医学院校"老年服务与管理"类的专业偏少，人才培养数量不足，执业水平不齐，难以满足市场需求。

## 三、医养结合产业发展对策

### （一）加强顶层设计，理顺管理体制

法律法规建设和政府政策改革是医养结合产业发展的有效推动力，相关配套制度是产业发展的坚实保障，为此应加强法规和政策的顶层设计，规范医养结合机构的准入资质、服务内容、质量标准、费用支付和运行监管，健全长期护理保险制度，将长期护理作为独立的保险制度纳入社会保障，并制定专门的《护理保险法》。同时发展护理商业保险，多形式并存，为老年人提供多种选择，由政府、企业和公民共同负担保险费用。可成立"医养结合工作办公室"或"医养结合工作委员会"，由卫健委、民政部、发改委、老龄委等相关机构协同负责医养结合工作，协调政策落实，打破多部门条块分割现状，使医养结合工作健康发展。卫健委和民政部门应统筹协调，制定专

门的行业发展规划和行业服务规范，相关部门之间应结合产业特征制定行业规范，提高监管效率和产业发展质量。

## （二）加强科技创新，实现"互联网＋医养结合"模式

科技创新能够促进医养结合产业的新旧动能转化，实现科技创新驱动产业发展。国家应加快智慧养老产品的研发和投入使用，将人工智能、智能传感器等技术应用到健康养老设备和医疗康复设备的研发中。针对老年人研发智能可穿戴设备，对健康状况进行实时监测，并将可穿戴设备与移动医疗相结合，使家人和医生能够及时了解情况，实现智慧化养老。

可建立智慧养老公寓，根据不同健康状况和需求情况建设养老公寓，安装智慧养老设备。可利用大数据和物联网技术建立"虚拟养老院"，打破传统居家养老的人、财、物和信息的孤岛障碍，创新医疗服务要素的传递方式，提高资源配置的效率，实现"互联网＋医养结合"的创新模式。可依托互联网，以家庭为单元，将线上线下资源相结合，建立医养结合平台，将社区中老年人的健康信息录入平台，结合可穿戴设备和移动医疗，实现"虚拟养老院"的医养结合功能。

## （三）加强人才培养与激励，打造专业服务团队

科学制定人才培养方案，既培养直接为老人提供服务的医护人员和养老护理员，也培养医养结合日常管理的管理人员。注重专业队伍建设，建议设立"医养结合服务人才培养专项资金"，联合各级医学院校探索医养结合教学模式。鼓励相关院校积极开展实践实训活动，提高人才的专业技能和职业素养。政府可牵头举办继续教育培训，提升培训学员的技能，为医养结合机构输入劳动力。同时加大对现有医养结合机构管理人员的培训力度，实现高效的管理效率，提升其专业素养。制定科学的激励计划，将护理人员的工资与工作强度挂钩，并体现出专业技能水平的差异。同时重视医养结合人才的精神激励和职业发展规划，建立晋升制度，促进医养结合人才素质的提升。

# 第二节　中医药健康旅游产业

2014 年国务院印发的《关于促进旅游业改革发展的若干意见》首次明确指出，要"发挥中医药优势，形成一批中医药健康服务业产品"。《"健康中国 2023"规划纲要》提出，要"积极促进健康与养老、旅游融合，制定健康医疗旅游行业标准，大力发展中医药健康旅游"。国务院印发的《关于扶持和促进中医药事业发展的若干意见》《关于促进健康服务业发展的若干意见》《中医药健康服务发展规划（2015—2020 年）》和《中医药发展战略规划纲要（2016—2030 年）》等中医药健康旅游相关政策文件，开启了中医药健康旅游产业发展的良好局面。在健康中国的背景下，广大人民群众对健康品质赋能的价值有迫切追求，这激发了中医药在健康中国建设中独特优势的发挥。中医药健康旅游是中医药健康服务业与旅游业融合的新业态，是中医药健康服务业的延伸和传统旅游业的扩展。中医药健康旅游以中医药资源为基础，以增进旅游者修养身心为目的，满足了人民群众的健康需求和旅游需求。中医药健康旅游产业能让旅游者在其中获得中医药相关知识，能够体验中医药医疗文化，在增进旅行体验的基础上还可以享受到中医药的养生保健服务，在一定程度上提升旅游者的健康素养。

发展中医药健康旅游能够满足人民群众日益增长的健康服务需求，扩大中医药的服务范围，推动旅游行业的优化和转型升级，有利于普及中医药知识，弘扬中医药文化，提升我国文化软实力。

发展中医药健康旅游的重点任务是开发中医药观光旅游、文化体验旅游、养生体验旅游、特色医疗服务旅游、疗养康复旅游、美容保健旅游、医疗体育旅游及科普教育旅游等旅游产品，打造中医药健康旅游品牌，加快中医药特色健康餐饮开发，建设中医药旅游商品生产基地，延伸中医药健康旅游产业链条，促进中医药健康旅游的可持续发展，满足广大人民群众需求。

## 一、中医药健康旅游产业发展现状

### （一）中医药健康旅游产业驱动因素显著

**1. 国家政策支持驱动** 国务院、文化和旅游部和国家中医药管理局等部门为中医药产业与旅游产业的融合发展出台了系列政策文件。这体现了国家对中医药健康旅游产业发展的高度重视，在政策层面积极营造良好的发展环境，并提供政治保障，为中医药健康旅游产业的稳定持续发展奠定了基础。

**2. 消费需求升级驱动** 根据国家统计局数据显示，我国65岁以上人口由2015年的1.44亿上升至2022年的2.10亿，每年大约以5%的幅度增长。据国家预防医学会的统计显示，目前我国至少有15%的人处于"疾病"状态，有70%的人处于"亚健康"状态。老年人口和亚健康人群是中医药健康旅游产业的主力军，他们对健康和旅游休闲有极大的需求。同时随着我国经济发展水平的提升，人们的消费观念升级，对健康和旅游的需求不断增长。

**3. 产业发展需要驱动** 旅游消费和中医药消费具有天然的共生性和融合性，两者可互惠互利，共同发展。对于旅游行业来说，为了减少竞争压力可以扩展开发新领域，如中医药健康旅游，可依靠地区的中医药文化丰富旅游的内涵。对于中医药行业来说，发展中医药健康旅游可以弥补中医药产业自身的局限，延伸中医药产业链条，扩大中医药健康服务的半径和范围。

### （二）中医药健康旅游产业发展方式多样

**1. 中医药文化旅游** 文化在旅游业中是非常重要的元素，文化使得旅游更具内涵。旅游产业的发展为文化的展示和传播提供了平台，两者具有天然的耦合性。中医药具有独特的文化资源，中医药健康旅游产业会带来巨大的社会和经济效益。目前中医药文化依托各地区的人文资源，已经建立了一些中医药文化博物馆、中医药文化展览馆、中医名人纪念馆、药用植物园等，并开展了中医药文化体验、中医药文化科普讲座等中医药文化旅游项目，典型的中医药文化旅游方式有广东省推出的中医药文化旅游路线、河南省的中医药仲景文创旅游、东阿阿胶中医药研学旅游等。

**2. 中医药养生旅游**　随着生活水平的提高，人们对健康的关注度极大地提高，而养生可以在一定程度上预防疾病的发生，大健康产业已经成为极具发展前景的光明产业。中医药经过几千年的沉淀，其身心合一的整体观念和融入生活的日常身体调理方式深受人们的欢迎。中医药健康养身产业的发展可以使游客在欣赏自然人文景观的同时进行各种理疗，缓解疼痛和慢性病。例如依托中医药养生资源、矿物资源和森林资源等建造养生场所、疗养院、养生酒店、养生民宿等，为游客提供按摩、温泉、中医洗浴、药膳、食疗、药疗定制、中医美容和养生沙龙等形式多样的中医药养生产品，实现养生、娱乐、享受一体化，让游客在获得满足感的同时提升健康水平。

**3. 中医药种植观赏旅游**　中医药种植观赏旅游可以传播天然、绿色和健康食品的概念，提高人们对中医药的认识。中医药种植观赏旅游依托中药材种植养殖基地，开发了中药材品种展示区、中药材感知体验区及生态主题乐园等。一些中药材的花朵不仅具有药用价值，还具有很高的观赏性，赏药花、闻药香、辨识中药材等形式多样的中医药旅游项目在不断推出。

### （三）中医药健康旅游产业融合渠道丰富

**1. 中医药＋农业旅游**　中医药旅游产业链的始端渠道是中医药＋农业旅游，如中药材种植、艾草种植等产业。原有产业链向旅游产业链融合延伸，使得中医药产业被赋予了旅游功能，实现中医药产业的旅游化。中药材种植不仅是经济农作物，还是重要的农业旅游资源，如湖北省蕲春县艾草、丹参、百合等中药材的种植旅游、中药材知识教育基地，浙江省磐安的药材基地＋医疗保健旅游等。

**2. 中医药＋工业旅游**　中医药旅游产业链的中端渠道是中医药＋工业旅游。中医药＋工业旅游是将知名中药企业、中医药工业遗迹等地区开发为工业旅游景点，让游客参观中药产品的生产流程、工艺技术和药企的发展历史，延伸中医药旅游的产业链，如江西南昌的虚拟现实产业，研发的智能可穿戴、数字视听等中医药硬件设备和应用，中医智能辅助诊疗系统，有效提升了江西省中医药工业旅游的产业品质。

**3. 中医药＋医疗旅游**　　中医药旅游产业链的核心渠道是中医药＋医疗旅游。融合渠道主要是"康养小镇""健康小镇"等，中医药旅游与养生、保健、医疗相结合，能够使得旅游者在旅行的过程中得到身心的放松及健康的提升。如浙江省绍兴市的平水养生小镇，依托优美的生态环境，以生命健康为落脚点，现已发展成为以养生养老产业为主导的特色小镇。其他如三亚的中医药疗养旅游、北京中医医院与旅游景区合作开展的医疗旅游、健康养生定制旅游、亳州的医养结合养老旅游社区等。

**4. 中医药＋文化旅游**　　中医药旅游产业链的高端渠道是中医药＋文化旅游。一些中医药生态资源和人文资源丰富的地区积极发展中医药文化旅游，开展中医药文化科普宣传，利用深厚的中医药文化资源、中医养生功法、中医药历史人物等资源，将中医药文化资源和功能融合到旅游产业之中，使旅游产业拥有了深厚的中医药内涵和文化底蕴，实现了旅游产业的价值增值。

## 二、中医药健康旅游产业发展困境

### （一）中医药健康旅游基地数量多而规模小

目前我国中医药健康旅游基地的数量不少，各个省都有一定的中医药健康旅游资源，但是普遍存在的问题是大部分中医药健康旅游产业的层次较低，健康旅游基地以劳动密集型服务为主，主要是提供餐饮、住宿等基础旅游服务，产业层次低，服务内容单一，提供的中医药健康旅游产品趋于同质化，缺乏创意和竞争优势。各个地区对本土优势的发掘有待深入，旅游品牌的建设薄弱，对游客的吸引力不强。

### （二）中医药健康旅游发展资源广而效益低

从中医药健康旅游发展现状看，中医药产业与旅游产业未实现深层次的资源融合，旅游资源和中医药资源仍然像是"两张皮"。在资源的开发利用过程中，对资源的挖掘深度不够，一些资源中的人文历史价值、生态价值等被忽视，存在"轻内涵，重外延"现象。另外，中医药健康旅游的管理者和经营者对消费市场细分不够，缺乏对中医药健康旅游资源的深入剖析，不能满足游客新奇性、多样化的需求，致使旅游收益不高，游客体验感较差。

### （三）中医药健康旅游产业技术深而人才少

中医药健康产业和旅游产业的融合是两个产业的转型升级过程，这一过程离不开对资源、市场、服务、产品、技术、制度等诸多方面的整合，而各方面的整合需要高素质专业型人才作为支撑。专业技术人才引进困难是制约中医药产业与旅游产业融合发展的重要因素。中医药健康旅游产业发展要求的人员标准比传统旅游业更高，不仅需要其具备旅游方面的专业知识，而且需要具备中医药医疗、保健、康养及养生等方面的专业知识。目前中医药健康旅游相关人员的整体素质参差不齐，不少中医体验馆和灸疗馆的技术人员没有取得专业技师证书，复合型专业人才稀缺，导致游客的体验感不强。

## 三、中医药健康旅游产业发展对策

### （一）完善顶层设计，强化制度保障

完善顶层设计是保证中医药健康旅游可持续发展的关键。政府要明确中医药健康旅游的战略地位、总体布局和发展目标，加强中医药旅游与相关产业的顶层设计。同时扎实推进中医药健康旅游标准化建设，建立健全中医药健康旅游的行业标准，全面提升中医药健康旅游的竞争力。例如，对规模以上企业减免税收，鼓励和支持中小微企业小额贷款等，为中医药健康旅游发展开通土地规划绿色通道，以保障相应的用地需求；完善招商引资政策，引入外商外企投资，对中医药康养资源进行开发利用；当地政府对产生一定经济效益的企业给予一定的物质奖励或精神鼓励；成立中医药健康旅游产业发展协会，建立发展专项基金，用以维护基础设施、人才培训、品牌宣传等。

### （二）引导产业融合，优化产业结构

坚持政府指导、市场导向、社会投入的产业融合发展方向，在政府扶持、指导的原则下，对中医药健康旅游项目提供专项融资服务。在坚持以市场需求为导向的前提下，通过政府的政策利好，吸引更多社会资本的投入，

构建中医药健康旅游多元共建的发展格局。精准寻找中医药产业、旅游产业、文化产业等产业链条上的连接点，促进多行业的协同发展。充分发挥道地药材资源、特色中医诊疗服务、VR 科技研发等产业优势，推动中医药产业与旅游产业集聚发展。整合现有旅游资源和中医药资源，引进和开发智能高新技术，提升智慧医疗服务水平，发展智慧医疗旅游服务项目。不断延伸中医药健康旅游产业链，发展壮大中医药衍生品产业。支持中医药健康旅游产业向药膳食疗、美容保健等方面发力。鼓励医药制造企业积极研发具有保健功效的产品，鼓励医疗器械公司研发更优质的保健器材，不断优化和调整产业结构。

### （三）精准开发产品，提高服务品质

面对目前群众的健康状况，应推出满足市场需求的旅游产品，优化旅游的服务环节，为游客提供个性化的产品和人性化的服务。精准开发旅游产品，如山东东阿集团打造的"三园两馆"中医药体验场景、安徽亳州"谯药游"平台提供的线上线下一体化中医药健康旅游服务，这既满足了游客多层次的旅游需求，又做大、做实、做强了中医药健康旅游产业。应深挖具有本土特色、地理优势的资源，打造"天然氧吧""避暑胜地""冬日暖宝宝"等优质康养旅游品牌，不断优化和提升中医药健康旅游产业结构，推动中医药健康旅游产业转型升级。要不断完善中医药健康旅游的配套服务设施，在衣食住行方面提供优质服务，营造安全且舒适的消费环境，满足不断升级和多样化的消费需求，提升游客的获得感和满足感。

### （四）培养复合人才，提供智力支撑

中医药健康旅游产业是新兴业态，对高素质、高水平的人才需求更加急切。政府部门应健全中医药健康旅游人才培养机制，制定中医药健康旅游人才培养标准和中医药健康旅游人才使用标准。应多层次、多渠道培养中医药健康旅游服务人才，医药学校可与旅游企业合作，培养对口专业人才。高校、科研机构需充分发挥自身在培养中医药健康旅游"专业技术人才＋特殊技能人才"方面的作用，准确把握中医药健康旅游业的发展趋势，开设健康

旅游相关专业，在课程设置上融合中医药文化知识和现代旅游管理知识。企业在培养中医药健康旅游"管理服务人才"方面扮演着不可替代的角色，应鼓励企业和学校开展校企合作，对中医药健康旅游的从业人员进行规范化培训，培育一批适应时代发展需求的管理型人才和服务型人才，为游客提供宾至如归的服务。

# 第三节　中药材产业

中药材产业是指以中药为主的一种产业，包括中药材的种植、采集、加工、制造、销售和研发等环节。从整个生产过程看，中药材产业是一个集药材种植前的整体谋划布局、药材种植、繁育，采集后的初加工、深研发、产品销售及消费者对产品的消费环节构成的完整产业链条。近年来，我国中药材产业不断发展壮大，逐渐成为带动经济发展的重要动力，在促进农民增收、增加就业、拉动消费和带动相关产业发展上贡献出非凡的力量。国家积极发展中药材产业，优惠政策的推动、消费者认识的转变为中药材产业发展提供了广阔的发展前景。

## 一、中药材产业发展现状

### （一）中药材产业发展历程

20 世纪 50 ~ 60 年代，中药开启产业化进程。中国政府开始大力发展中药材的栽培和养殖，从单一品种、个体分散种植向多品种、大规模、集约化生产发展，为中药产业兴起提供了充足的原料支持；在公私合营期间，传统中成药企业如同仁堂、云南昆中药、江苏雷允上、广东陈李济和湖南九芝堂等，由古老药铺和手工作坊发展为规模化、机械化的中成药厂，生产指定的中药品种。1955 年中国药材公司成立，受政府委托，负责全国中药的生产、供应和销售，以及行业管理，中药产业体系由此初步形成。2014 年 8 月更名为中国中药公司。

20 世纪 70 年代，中药研究取得新成就，开发出穿心莲、满山红等有效中草药和青蒿素、靛玉红等有效成分。同时，大孔吸附树脂、中药颗粒剂、中药胶囊剂、中药滴丸等新剂型和新制剂面世，为中药产品丰富化注入了活力。20世纪80年代，中药市场兴旺发展，在改革开放的政策下，各地形成了上百家中药材市场，中药材市场活力由此焕发。但也因缺乏监管，一度假冒伪劣药材充斥市场、价格失控等现象时有发生。

20世纪90年代，中药市场进入整顿阶段。受1992年经济体制改革影响，国营中药企业进行重组，如同仁堂改革成为公司制企业，并于上证所上市，原苏州药材采购供应站和原苏州雷允上制药厂合并，组建成雷允上药业集团等等。1997年，在政府的大力整顿下，原有的100多家药材交易市场仅有17家通过审批，获得合法经营牌照，中药材市场走上了规范化发展道路。

21世纪至今，中药产业发展迎来快速发展期。在技术革新和《中药注册管理补充规定》《中医药发展战略规划》等一系列政策的支持下，中药产业规范、健康发展，中药颗粒配方、经典名方制剂等新型中药产品市场逐步开放。

### （二）中药材产业的政策环境

这些年来，国家出台诸多政策，大力支持中药材产业发展。

2019年10月，国务院办公厅印发《关于促进中医药传承创新发展的意见》，指出要大力推动中药质量提升和产业高质量发展，加强中药材质量控制，促进中药饮片和中成药质量提升，改革完善中药注册管理，加强中药质量安全监管。

2021年1月，国务院办公厅印发《关于加快中医药特色发展若干政策措施的通知》，明确提出要"实施道地中药材提升工程"，加强道地药材良种繁育基地和生产基地建设，制定中药材采收、产地初加工、生态种植、野生抚育、仿野生栽培技术规范，推进中药材规范化种植，鼓励发展中药材种植专业合作社和联合社。推动建设一批标准化、集约化、规模化和产品信息可追溯的现代中药材物流基地，培育一批符合中药材现代化物流体系标准的初加工与仓储物流中心。引导医疗机构、制药企业、中药饮片厂采购有质量保证、可溯源的中药材。深入实施中药标准化项目。加强中药材质量安全风险评估与风险监测，促进快速检测装备研发和技术创新，建设第三方检测平台。为了加强中药配方颗粒管理，规范中药配方颗粒的生产，国家药品监督管理局、国家中医药管理局、国家卫生健康委员会、国家医保局联合印发了《关于结束中药配方颗粒试点工作的公告》。

2021 年 10 月，党的十九届五中全会审议通过了《中共中央关于制定国民经济和社会发展第十四个五年规划和二〇三五年远景目标的建议》，提出要坚持中西医并重和优势互补，大力发展中医药事业。健全中医药服务体系，发挥中医药在疾病预防、治疗、康复中的独特优势。改革完善中药审评审批机制，促进中药新药研发保护和产业发展。强化中药质量监管，促进中药质量提升。强化中医药特色人才培养，加强中医药文化传承与创新发展，推动中医药走向世界。

2022 年 3 月，国务院办公厅印发《"十四五"中医药发展规划》，明确提出要推动中药产业高质量发展，加强中药资源保护与利用，制定中药材采收、产地加工、野生抚育及仿野生栽培技术规范和标准，完成第四次全国中药资源普查，建立全国中药资源共享数据集和实物库，并利用实物样本建立中药材质量数据库，编纂中国中药资源大典。加强道地药材生产管理，加强道地药材良种繁育基地和生产基地建设，开展道地药材产地和品质快速检测技术研发，集成创新、示范推广一批以稳定提升中药材质量为目标的绿色生产技术和种植模式，制定技术规范，加强对道地药材的地理标志保护，培育一批道地药材知名品牌。提升中药产业发展水平。加快中药制造业数字化、网络化、智能化建设，加强技术集成和工艺创新，提升中药装备制造水平，加速中药生产工艺、流程的标准化和现代化。加强中药安全监管，提升药品检验机构的中药质量评价能力，建立健全中药质量全链条安全监管机制，建设中药外源性有害残留物监测体系。

## 二、中药材产业发展困境

### （一）种植分散，规模化、标准化生产程度低

我国中药材产业尚处在成长期，中药材种植仍然存在栽培技术落后、产

地加工不规范、标准化研究不足等诸多问题。中药材种植仍以小农生产方式为主，种植分布分散，成片种植少，集约化程度较低，难以标准化。此外，药材种植多在山区，交通不便，基础设施落后，造成种植难以规模化，批量供应能力低。中药材种植生产不规范，质量参差不齐，存在部分药材基原混乱、病虫害综合防治科学技术体系缺乏、农药残留、重金属超标、道地性不能保障、有效成分低等问题。

### （二）市场集中度低，产业结构不尽合理

目前，我国中药材及中成药制造行业产业集中度低，企业多、小、散的问题突出，大型企业较少，中小型企业众多。部分地区存在盲目引种、跟风种植市场热销中药材等问题，导致部分药材种源混乱、品种变异、品质降低，中药材道地性不突出。此外中药材种植生长管理较为粗放，供需信息交流不畅，价格起伏幅度过大。中药材种植集约化程度低，中药材产业上下游脱节，没有形成大品种、大品牌、大产业链，中药材产业资源优势未能有效转化为市场优势和区域经济优势。

### （三）高技术人才缺乏

目前，我国中药材产业技术创新能力弱，研发投入低，创新研发项目少，有经验的高素质人才不足，特别在技术含量很高的研发领域，高级专门技术人才和复合型人才短缺，这在一定程度上制约了中药材产业的发展。

## 三、促进中药材产业发展对策

### （一）加强中药资源保护与利用

支持珍稀濒危中药材人工繁育。要加大管理力度，禁止乱采乱挖，严格实行有计划采集，立足优势，整合现有土地资源，重点培育开发优势道地中药材标准化种植，形成中药种植特色产业带。要划定、建立稀有野生资源保护区，加大稀有资源的保护力度，积极引进适合各地区生长的新品种，驯化具有发展潜力的野生药材，提升应对市场变化的能力。要做好药材质量的源

头监控，种植、生产过程要按照标准化要求进行操作，积极推进国家中药材GAP、GMP、GSP 技术认定工作，从源头上提高中药材品质。要鼓励药农参与种植资源保护，亲身感受保护资源、合理采集所带来的红利，树立资源保护意识，自觉保护中药材资源，促进中药材产业的可持续发展。

## （二）提升中药产业发展水平

健全中药材种植、养殖、仓储、物流、初加工规范标准体系。鼓励中药材产业化、商品化和适度规模化发展，推进中药材规范化种植、养殖。鼓励创建以中药材为主的优势特色产业集群和以中药材为主导的农业产业强镇。制定实施全国中药饮片炮制规范，继续推进中药炮制技术传承基地建设，探索将具有独特炮制方法的中药饮片纳入中药品种保护范围。加强中药材第三方质量检测平台建设，研究推进中药材、中药饮片信息化追溯体系建设，强化多部门协同监管。出台产业扶持政策，在落户、建厂、税收等方面给中药材企业以优惠政策，在资金扶持、技术指导、技能培训等方面向基地、合作社种植大户倾斜，通过政策引导，促进形成生产、研究、加工、销售一体化的产业格局，做大、做实中药材产业。

## （三）加强道地药材生产管理

应模拟和创造中药材自然生长环境和栽培方式，不施用化肥农药，不刻意除虫除草，注重"人种天养"与现代农业技术相结合，实现"天地人药合一"的栽培模式。构建中药材良种繁育体系，加强道地药材良种繁育基地和生产基地建设，鼓励利用山地、林地推行中药材生态种植，开展道地药材产地和品质快速检测技术研发，制定技术规范，形成全国道地药材生产技术服务网络，加强对道地药材的地理标志保护，培育一批道地药材知名品牌。

## （四）推动中药材标准化体系建设

要加强中药材标准化管理顶层设计，构建完善的标准体系，建立权威的中药材质量标准信息查询平台，对中药材质量标准信息进行整合。要将有价值的科研成果及时应用于标准，指导临床或服务市场。要建立涵盖中药材生产全过程的质量追溯体系，加强风险评估，提高中药材产业的国际竞争力。

# 第四节　健康保险产业

健康保险是指在被保险人身体出现疾病时，由保险人向其支付保险金的人身保险。健康保险是以人的身体为保险标的，保证被保险人在疾病或意外事故所致伤害时的直接费用或间接损失获得补偿的一种人身保险。健康保险的支付范围通常包括医疗费用、收入损失、丧葬费及遗属生活费等。此种保险多与伤害保险合办，也有与人寿保险合办的。为防止道德风险，办理健康保险时，保险人通常都规定一段试保期间，对被保险人在此期间后发生疾病造成的损失，保险人方负赔偿责任。健康保险的本质是一种解决医疗费用支付的融资方式，是风险保障高、管理水平要求高的保险业务，也是我国当前医疗保险体系的重要补充。

我国的健康保险主要有医疗保险、疾病保险、失能收入损失保险、护理保险等。

**1. 医疗保险**　一般指基本医疗保险，是为了补偿劳动者因疾病风险造成的经济损失而建立的一项社会保险制度。通过用人单位与个人缴费，建立医疗保险基金，参保人员患病就诊发生医疗费用后，由医疗保险机构对其给予一定的经济补偿。基本医疗保险制度的建立和实施集聚了单位和社会成员的经济力量，再加上政府的资助，可以使患病的社会成员从社会获得必要的物资帮助，减轻医疗费用负担，防止患病的社会成员"因病致贫"。医疗保险具有社会保险的强制性、互济性、社会性等基本特征。因此，医疗保险制度通常由国家立法，强制实施，建立基金制度，费用由用人单位和个人共同缴纳，医疗保险金由医疗保险机构支付，以解决劳动者因患病或受伤害带来的医疗风险。

**2. 疾病保险**　是指对被保险人因疾病、分娩引起的收入损失、费用支出，或因疾病、分娩所致死亡或残废，保险人按照保险合同规定承担给付保险金责任的保险。疾病保险和医疗保险都属于健康保险，都是以被保险人的健康为保险标的的。但它们也有很大区别：第一，保障范围不一样，医疗保险保障范围更广。疾病保险，也就是重大疾病保险，主要针对那些会威胁到生命或者花费比较大的重大疾病，而医疗保险保障范围就宽了很多，从一般的阑尾炎到癌症都在医疗保险保障范围之内。第二，赔偿标准不同。疾病保险是定额赔付。也就是只要患合同规定的重大疾病，保险公司立即按照保险金额赔付，而医疗保险是按实际所用医疗费来赔付的。第三，保险期间不同。医疗保险的保险期间只有 1 年。投保后，如果 1 年内没有住院，保险合同就终止了。要想继续得到保障，就需再交钱续保。疾病保险的保险期间一般在 20 年以上，有的甚至是终身型的。

**3. 失能收入损失保险**　是健康保险的一种，又称失能保险，是指以因保险合同约定的疾病或者意外伤害导致工作能力丧失为给付保险金条件，为被保险人在一定时期内收入减少或者中断提供保障的保险。被保险人因遭受伤害或意外伤害而暂时或永久丧失劳动能力时，可通过这样的保险得到定期收入。近几年这一险种逐渐显现出发展潜力。该险的保险金由被保险人选择，保险公司每月或每周支付相应的保险金额。但是该险所提供的保险金，不一定能完全补偿被保险人因伤残而遭受到的收入损失，它的给付限额低于被保险人在伤残以前的正常收入水平，这是为了促使伤残的被保险人尽早重返工作岗位。失能收入损失险的保险金给付期限，既可短期也可长期。这里的给付期限，是指保险公司支付保险金的最长时间。其中短期补偿是为补偿被保险人在身体恢复前由于不能工作而造成的收入损失，长期补偿则是为补偿被保险人全部残疾而不能恢复工作的收入损失。

**4. 护理保险**　是健康保险的一种，是专为因年老、疾病或伤残需要长期照顾的被保险人提供护理服务费用补偿的保险。这种保险产生于 20 世纪 70年代的美国，是社会老龄化发展下的时代产物。随后，德国、英国、爱尔兰、南非等国家也相继出现了护理保险。在亚洲，日本更是将护理保险作为公共服务产品引入国家社会保障体系，要求 40 岁以上的人都要参加。目前，我国保险市场上也推出了部分护理保险产品，如"太平盛世附加护理健康保险""安安长期护理健康保险""中意附加老年重大疾病长期护理健康保险"等。但这些险种针对的是老年人的护理问题，并且是作为其他人身险的附加险出现的，其运作方式与养老类保险大同小异，与真正意义上的护理保险还有较大的差距。

在城镇化的推动下，居民潜在医疗保障需求对我国商业健康保险发展具有重大意义。随着我国社会保障制度改革的不断深化，健康保险在健全我国多层次医疗保障体系、满足人民日益增长的健康保障需求方面发挥着越来越重要的作用。我国的健康保险和医疗保障制度，大致可分为六个部分，分别是城镇职工基本医疗保险、城乡居民基本医疗保险、大病保险、社会医疗救助、补充医疗保险及商业医疗保险，通常将健康保险产业分为社会医疗保险和商业健康保险两大部分。

## 一、社会医疗保险

### （一）城镇职工基本医疗保险

**1. 城镇职工基本医疗保险的历史沿革**

（1）*初始阶段*：公费医疗和劳保医疗。1951 年政务院颁布《中华人民共和国劳动保险条例》，劳保医疗制度正式建立。保障对象主要为企业职工，一般由企业自行管理。1952 年 6 月 27 日，政务院发布《关于国家各级人民政府、党派、人民团体实行公费医疗预防措施的指示》，公费医疗制正式建立。其享受对象为行政机关、事业单位、人民团体的干部职工、退休人员以及高等院校的大学生和二级乙等以上的革命伤残军人。公费医疗经费由国家财政拨付，实行专款专用、单位统一使用原则。1966 ~ 1976 年"文革"期间，中国医疗保险的发展基本处于停滞阶段。

（2）*建立和发展阶段*：20 世纪 80 年代以来，计划经济逐渐被社会主义市场经济所取代，劳保医疗和公费医疗覆盖面窄、社会化程度低、互助共济能力差的弊端逐渐显露出来，因此开始探索"统账结合"的社会医疗保险模式。1994 年，国家在江苏省镇江市和江西省九江市开展"两江试点"、在海南和深圳开展"海深试点"。1998 年，《国务院关于建立城镇职工基本医疗保险制度的决定》出台，标志着中国城镇职工基本医疗保险制度在全国展开，并推向一个新的阶段。2009 年 4 月，国务院出台了《关于深化医药卫生体制改革的意见》，将完善基本医疗保障制度作为医改的重点之一，要求城镇职工医疗基本保险继续扩大覆盖面。

（3）深化改革阶段：2013 年《中华人民共和国城镇职工基本医疗保险条例》颁布，党的十八届五中全会明确提出，要深化医药卫生体制改革，实行医疗、医保、医药联动，充分发挥医保在医改中的基础性作用。并指出，要加快推进医保统筹，深化医保支付方式改革，加大医保管理机制创新，建立健全市场化的医疗服务购买机制。

**2. 城镇职工基本医疗保险存在的问题**

（1）基本医疗保险制度未能充分发挥控费作用：医疗费用持续增加，但医保基金收入却很难提高。一方面年轻人口比例下降趋势和老龄化程度加深，导致医保基金缴纳者变少、制度抚养比降低；另一方面，目前医保覆盖率已达 95% 以上，进一步扩大覆盖面的空间有限。加之经济增速放缓，且中国劳动者个人和企业的负担已较重，要提高缴费标准难度较大。随着基金支出压力的增大，改革医保支付方式尤为迫切。

（2）统筹层次低，互助共济作用未得到充分发挥：虽然建立了具有互助共济性质的统筹基金，但由于统筹层次较低，不同区域、不同行业、不同企业之间职工的医疗保障待遇差距较大，互助共济作用并没有完全体现出来。

## （二）城乡居民基本医疗保险

**1. 城乡居民基本医疗保险的历史沿革**

（1）传统合作医疗制度的建立与解体：1955 年农业合作化高潮时期，一些农村出现了由农业生产合作社举办的保健站，这是中国最早出现的合作医疗保健制度。20 世纪 60 年代中期，合作医疗成为中国农民医疗保障的基本形式。国家开始重视农村卫生工作，并将医疗卫生工作的重点转移到了农村。1978 年，中国农村开始实行家庭联产承包责任制，打破了农业合作化和人民公社化发展起来的农村集体经济形式，农村合作医疗受到重创，很多地区的合作医疗开始出现解体、停止。农村合作医疗的覆盖率由 20 世纪 70 年代的 90% 下降到 80 年代的 10% 以下，最低时覆盖率甚至只有 5% 左右。

（2）新型农村合作医疗的建立和发展：2002 年 10 月中共中央　国务院发布《关于进一步加强农村卫生工作的决定》，提出要建立一种由政府组织、引导、支持，农民自愿参加，个人、集体和政府多方筹资，以大病统筹为主的农民互助共济制度——新型农村合作医疗。2003年，原卫生部、财政部、农业部共同出台了《关于建立新型农村合作医疗制度的意见》，明确提出把"建立新型农村合作医疗保险制度作为首要工作目标"，在全国部分县（市）正式开始试点。2008年，新型农村合作医疗保险制度（简称"新农合"）基本实现全覆盖。2015年，新农合参保人数达到8.02亿，参合率超过98.7%。

（3）城镇居民基本医疗保险制度的建立和发展：2007年7月，国务院印发《关于开展城镇居民基本医疗保险试点的指导意见》，开始建立城镇居民基本医疗保险制度，并在79个城市进行试点。2010年，城镇居民基本医疗保险覆盖面继续扩大，参保率提高到80%。2011年，国家开展城镇居民基本医疗保险门诊统筹，以减轻群众门诊医疗费用负担，重点保障群众负担较重的多发病、慢性病，筹资机制得到稳定可持续发展。2015年，城镇居民医疗保险参保人数达到3.77亿，参合率超过95%。

（4）城乡居民基本医疗保险制度的建立与发展：2016年，国务院发布《关于整合城乡居民基本医疗保险制度的意见》，提出整合城镇居民基本医疗保险和新型农村合作医疗两项制度，建立统一的城乡居民基本医疗保险制度，实现"六统一"，即统一覆盖范围、统一筹资政策、统一保障待遇、统一医保目录、统一定点管理、统一基金管理。

**2. 城乡居民基本医疗保险存在的问题**

（1）缺乏长效稳定的财政补偿机制：主要筹资来源为个人缴费和财政补贴，但财政补贴标准的确定与调整缺乏长效机制和科学合理的测算机制，各级政府责任分摊不尽合理，未对省级及以下各级政府规定责任分摊比例，上下级政府间责任边界不够明确，没有建立与下级财政支持能力相适应的稳定筹资制度。

（2）城乡医疗保健资源配置失衡，医保待遇享受公平性差：医疗资源配置长期失衡，优质医疗资源主要集中在城市大医院，农村处于缺医少药状态。尽管基本医疗保险制度为基层医疗机构设置了较低的起付线和较高的报销比例，试图引导居民在基层解决"小病"，但病人仍涌向城市公立医院。

### （三）大病保险

**1. 大病保险的历史沿革**　大病保险是在参保人员患大病发生高额医疗费用的情况下，对城镇居民医保、新农合补偿后需个人负担的合规医疗费用给予保障，目的是解决群众反映强烈的"因病致贫、因病返贫"问题，使绝大部分人不会再因为疾病陷入经济困境。2012 年，国家发展和改革委员会等 6 部委联合发布《关于开展城乡居民大病保险工作的指导意见》，正式开展城乡居民大病保险制度试点。到 2015 年年底，大病保险覆盖所有城镇居民基本医疗保险、新型农村合作医疗参保人群，形成了如"太仓模式""湛江模式""襄阳模式"等地方模式。

城乡居民大病保险的筹资来源是从城镇居民医保基金、新农合基金中划出一定比例或额度作为大病保险资金在城镇居民医保和新农合基金有结余的地区，利用结余筹集大病保险资金；结余不足或没有结余的地区，在城镇居民医保、新农合年度提高筹资时统筹解决资金来源，逐步完善城镇居民医保、新农合多渠道筹资机制。

大病保险的保障对象为城镇居民医保、新农合的参保人员，保障范围要与城镇居民医保、新农合相衔接。大病保险补偿实际支付比例不低于 50%；按照医疗费用高低分段制定大病保险支付比例，医疗费用越高则支付比例越高，向困难群体适当倾斜，努力提高大病保险制度托底保障的精准性，做好基本医疗保险、大病保险与重特大疾病医疗救助的衔接，切实避免因病致贫、因病返贫问题。

保险方式为向商业保险机构购买大病保险。地方政府部门制定大病保险的筹资、报销范围、最低补偿比例，以及就医、结算管理等基本政策要求，并通过政府招标选定承办大病保险的商业保险机构。符合基本准入条件的商业保险机构自愿参加投标，招标人应与中标商业保险机构签署保险合同，明确双方的责任、权利和义务，合作期限原则上不低于 3 年。其目的是严格商业保险机构基本准入条件，不断提升大病保险管理服务能力和水平。

**2. 大病保险存在的问题**

（1）缺乏稳定合理的筹资机制：无论是从各地基本医疗保险基金的结余

中划拨大病医疗保险基金，还是在基本医疗保险筹资时提高缴费水平，筹集大病医疗保险基金，都未形成个人和政府责任划分机制，缺乏普遍性和可持续性。

（2）大病保障未形成整合保障体系：重特大疾病多层次医疗保障制度尚未实现制度间与部门间有序、高效的联动衔接，分属不同部门管理的基本医疗保险、大病保险、医疗救助、重特大疾病救助、健康商业保险和慈善救助、医疗救援等尚未形成多层次整合的医疗保障体系，导致重复保障、过度保障或保障缺失、应保未保的现象时有发生，未达到解决"因病致贫、因病返贫"的政策目标。

## （四）社会医疗救助

### 1. 社会医疗救助的历史沿革

（1）农村医疗救助：针对城乡困难群众无力承担高额的医药费，无法获得所需的医疗服务这一问题，2003 年民政部发布《关于实施农村医疗救助的意见》，首次提出了建立农村医疗救助制度的具体实施意见。这是我国第一个为解决农民医疗救助问题而出台的行政规章，在救助对象、救助方法、救助服务、资金筹集和管理上都进行了规定。中国农村医疗救助制度的资金来源主要是政府投入和社会捐助，救助对象主要为农村"五保户"、经济困难家庭和符合救助条件的特殊经济困难人群。救助方式一是资助救助对象参加新型农村合作医疗；二是对救助对象患大病时给予一定的医疗费用补助。

（2）城市医疗救助：2005 年《关于建立城市医疗救助制度试点工作意见的通知》和《关于加强城市医疗救助基金管理的意见》出台，标志着城市医疗救助制度开始实施。城市医疗救助制度的救助对象主要为城市居民最低生活保障对象中未参加城镇职工基本医疗保险、已参加城镇职工基本医疗保险但个人负担仍然较重的人员和其他特殊困难群众，救助的重点是妇女、儿童和老年人。保障待遇主要是现金救助与提供服务相结合的方式。

（3）城乡医疗救助：至 2006 年年底，中国所有涉农县（市、区）全面建立了农村医疗救助制度。至 2008 年年底，所有地市全部建立了城市医疗救助制度。2009 年，民政部、财政部、原卫生部、人力资源和社会保障部联合发布了《关于进一步完善城乡医疗救助制度的意见》，提出要完善城乡医疗救助制度，加强医疗救助与基本医疗保险、大病保险制度的衔接。

**2. 社会医疗救助存在的问题**

（1）医疗救助制度尚未做到精准扶贫：低收入家庭更容易陷入"健康－贫困陷阱"，如重大疾病患者需长期治疗，因劳动能力丧失需要人照料而失去家庭主要经济来源，住院治疗和门诊长期服药需求同时存在，高额的医药费开支造成贫困。此外，不同层次的医疗保障制度仅针对各自政策内合规医疗费用进行报销，并受到起付线、封顶线、报销比例和报销目录的限制，使得低收入群体医疗费用的自付比例与个人或家庭实际生活收入相比，仍然存在灾难性卫生支出，因而医疗救助制度尚未从根本上解决"因病致贫、因病返贫"问题。

（2）医疗救助资金出现闲置与困难群众得不到救助问题突出：一方面大量城乡医疗救助资金在财政、民政部门沉淀形成闲置；另一方面，部分有需要的困难群众未得到民政部门的救助。其主要原因是救助渠道不通畅，民政部门医疗救助政策宣传不够，使得困难群众不了解党和政府的救助政策。此外，贫困家庭认定条件过高，需要救助的城乡贫困家庭难以达到认定条件。加之医疗救助政策是以住院救助为主，兼顾门诊救助。各地政府在实践中主要救助的是大病、重病，而对门诊救助重视不足，使困难群体无法在常见病、多发病方面得到及时救助。

## （五）补充医疗保险

补充医疗保险是指国家和社会建立的基本医疗保险之外的各种医疗保险形式的总称。目前中国的补充医疗保险主要有以下几种形式。

**1. 公务员医疗补助** 是在城镇职工基本医疗保险基础上建立的针对国家公务员的补充医疗保险制度，目的是推行基本医疗保险后，使国家公务员的医疗保障水平不下降，保持国家公务队伍稳定、廉洁，保证政府高效运行。

公务员医疗补助的范围包括国家行政机关工作人员和退休人员；经人事

部或省、自治区、直辖市人民政府批准列入依照国家公务员制度管理的事业单位的工作人员和退休人员；列入参照国家公务员制度管理的党群机关，人大、政协机关，各民主党派和工商联机关，以及列入参照国家公务员管理的其他单位机关工作人员和退休人员；审判机关、检察机关的工作人员和退休人员。公务员医疗补助经费由同级财政列入当年财政预算，专款专用、单独建账、单独管理，与基本医疗保险基金分开核算。医疗补助经费主要用于三个方面：一是基本医疗保险统筹基金最高支付限额以上，符合基本医疗保险用药、诊疗范围和医疗服务设施标准的医疗费用补助；二是在基本医疗保险支付范围内，个人自付超过一定数额的医疗费用补助；三是中央和省级人民政府规定享受医疗照顾的人员，在就诊、住院时按规定补助的医疗费用。

**2. 企业补充医疗保险**　是企业在参加城镇职工基本医疗保险的基础上，国家给予政策支持，由企业自主举办或参加的一种补充医疗保险。根据经办机构的不同，企业补充医疗保险主要有 3 种形式，即商业医疗保险机构举办、社会医疗保险机构经办、大集团和大企业自办。

2002 年 5 月 21 日，财政部、原劳动保障部发布的《关于企业补充医疗保险有关问题的通知》提出，按规定参加各项社会保险并按时足额缴纳社会保险费的企业，可自主决定是否建立补充医疗保险；企业补充医疗保险费在工资总额 4% 以内的部分，企业可直接从成本中列支，不再经同级财政部门审批；企业补充医疗保险资金由企业或行业集中使用和管理，单独建账，单独管理，用于本企业个人负担较重职工和退休人员的医药费补助，不得划入基本医疗保险个人账户，也不得另行建立个人账户或变相用于职工其他方面的开支。

## 二、商业医疗保险

### （一）商业医疗保险的特点与不足

**1. 商业医疗保险的特点**　商业医疗保险是多层次医疗保障体系中不可或缺的一部分，是国家社会医疗保险的重要补充。商业医疗保险是被保险人投保后，在保险期内因疾病、生育或身体受到伤害时，由保险人负责给付保险金的一种保险。在商业性医疗保险中，个人与保险公司之间是直接关系，一方为保险人，一方为被保险人。保险人与被保险人之间根据保险合同确定双方的关系，两者之间是一种契约关系。商业医疗保险是将分担疾病引起的经济风险作为商品的一种企业行为，如同任何一家企业一样，企业利润是商业医疗保险追求的目标，也是商业医疗保险发展的动力。与社会医疗保险必须通过法律的手段强制社会劳动者参加的显著区别是，商业医疗保险的投保人是自愿参加的，并且为了获得商业利润还会对投保人进行风险选择。保险给付标准与投保人所缴纳的保险金呈正相关关系，投保金额越高，获得补偿越高。商业医疗保险主要是根据市场的保险需求设计并推出医疗保险的商品品种，并且这种需求量要达到一定的规模。

**2. 商业医疗保险的不足**　主要表现为在多层次医疗保障中的作用不足。我国商业医疗保险的保费收入从 2012 年的 863 亿元增长至 2022 年的 8653 亿元，但商业医疗保险在全国医疗总费用支出中所占比例仍然较低。2020 年、2021 年全国商业医疗保险赔付金额分别约为 0.2 万亿元和 0.4 万亿元，约占当年卫生总费用的 2.7%（7.2 万亿元）和 5.3%（7.5 万亿元），约占当年直接医疗支出的 5% 和 7.3%，到 2022 年赔付金额降为 0.36 万亿元。这说明，商业医疗保险对减轻我国居民医疗费用负担的作用十分有限，在多层次医疗保障体系中的补充作用尚未充分发挥。

### （二）惠民保的发展实践

2020 年，惠民保在全国多地快速推开。截至 2022 年 12 月，全国共上线 246 款惠民保产品，累计保费规模约 320 亿元，总参保人次已达 2.98 亿，覆盖了 29 个省份、150 多个地区。从分布情况来看，广东、山东、江苏、浙江、四川 5 个省份的惠民保产品数量均超过 10 个，其中广东最多，共有 26 款。2021 年 6 月，原国家银保监会发文，将这一险种统称为城市定制型商业医疗保险。

惠民保在发展过程中也遇到不少困难。惠民保以低保费、低门槛、高保额为特色，打破了传统商业保险的风险防范理念，争议较多的是这款保险产品的定位及运营管理，其性质究竟是商业性质还是非营利性质；如何设计产品和运营管理。由于设计思路不同，各地惠民保的实施方案也不相同，实施效果差距很大。较为突出的问题是很多地方投保率、赔付率较低，从查阅到的 67 款惠民保产品投保率情况看，平均投保率为 19.95%，最高的是丽水的"浙丽保"，投保率为 84.05%；最低的是盐城的"盐惠保"，投保率仅为 1.36%。多地的惠民保产品投保对象是基本医疗保险的参保者，曾经被传统商业保险排除在外的高龄群体也可以参保。相比之下，高龄群体和带病群体的参保意愿更为强烈，而健康状况较好的人群在支付保费后并没有享受到相关服务，因而参保意愿会下降，甚至不再续保。长此以往，惠民保则难以为继。

### （三）商业医疗保险的发展对策

**1. 借鉴国际经验**　从国际经验看，商业医疗保险由于要遵循自愿参保原则，难以解决逆向选择的道德风险，也很难承担大规模人群的医疗保障职责。许多实行社会保险的国家，为弥补保障不足，又实行了补充医疗保险，主要由保险公司以非营利方式运营，国家给予税收和补贴等政策支持。例如，法国的补充医疗保险在其社会保障体系中发挥了重要作用。即使是美国这种高度市场化的国家，医疗保险也主要以非营利方式运营，美国最大的医疗保险公司就是非营利性公司。

**2. 明确商业医疗保险的职责**　党的二十大报告提出，要健全社会保障体系，促进多层次医疗保障有序衔接，积极发展商业医疗保险。要全面建成以基本医疗保险为主体，医疗救助为托底，补充医疗保险、商业健康保险共同发展的多层次医疗保障制度体系。这说明，商业医疗保险在我国医疗保障体系中将承担重要补充职责。同时，中央政府和金融监管部门要求商业医疗保险开展健康管理，助力健康中国。因此，商业医疗保险要扩大规模，服务更多人群，这是必然趋势。

**3. 满足社会和市场的现实需求**　从社会发展看，基本医保逐渐实现省级统筹是大趋势，而由此产生的人群与地方之间的医疗保障需求差异问题将会凸显，解决这种差异的重要手段包括鼓励发展地方商业医疗保险，定制险将成为商业医疗保险的重要形式。有数据显示，目前我国商业医疗保险覆盖约

7.5 亿人，2022 年，基本医保基金收入 30697.72 亿元，总支出 24431.72 亿元；商业险保费总收入 8652.94 亿元，赔付金额 3599.53 亿元。为了满足参保群众多样化的健康保障需求，从 2001 年开始，保险业接受政府委托，积极稳妥参与各类医疗保障经办服务。例如，全面承办城乡居民大病保险。2020 年，18 家保险公司在全国 31 个省（区、市）开展了大病保险业务，更好地满足了大病患者基本医疗保障之外的保障需求。

# 第八章
# 中医健康管理文化

## 第一节　未病先防

### 一、未病先防的概念

"治未病"一词最早见于中医经典《黄帝内经》。随着社会的发展进步，中医"治未病"的内涵也在不断地丰富和发展，目前主要包括以下几个方面：一是"未病先防"，即在患病之前积极预防，通过情志、起居、饮食、运动等方面的调摄，提高机体的免疫功能，避免疾病的发生，这是医学的最高目标。二是"既病防变"，是在疾病尚无明显症状之前就采取措施，通过观察、掌握某些疾病出现的前兆，做到早发现、早诊断、早治疗，及时把疾病消灭在萌芽状态，从而避免小病成大病、轻病成重病。三是"瘥后防复"，是在疾病初愈、机体功能尚未完全恢复的时候，或者在疾病尚未发作的稳定期或间歇期，采取巩固性治疗或预防性措施，防止疾病的复发。

《素问·四气调神大论》强调"圣人不治已病治未病，不治已乱治未乱"，《灵枢·逆顺》提出了"上工治未病，不治已病"的未病先防的预防观点。《难经》在《内经》的基础上，进一步提出"所谓治未病者，见肝之病，则知肝当传之于脾，故先实其脾气，无令得受肝之邪，故曰治未病也"，说明"治未病"要知道疾病的传变，提早截断疾病的发展进程，防其恶变。

## 二、未病先防的方法

### (一) 调神——精神愉悦防御思想

《素问·上古天真论》提出，"恬惔虚无，真气从之，精神内守，病安从来"？指出人们若能保持愉悦安静恬淡的精神面貌，遇事坦然处之，就能颐养真气，却病增寿。并进一步总结中国古代抗老延寿的经验，"无恚嗔之心……内无思想之患，以恬愉为务"。指出不要有愤怒的情绪，不要有思想的负担，务以恬淡安乐为前提，以使心情舒畅，则"形体不敝，精神不散，亦可以百数"。

音乐歌舞是抒发情志、愉悦身心的重要途径，《孝经·广要道》谓："移风易俗，莫善于乐。"自古至今，人们多有舞蹈音乐相合的民俗。如汉墓砖石画像中，就有"芦笙舞图""乐舞表演""打鼓图"等题材，唐代有"聚则击铜鼓，吹大角，歌舞以为乐"的记载。即使当今贵州，歌舞亦非常盛行，如人们在孟春时节，"各寨择地为场跳月，不拘老幼，以竹为笙"而舞。

人们通过乐器的伴奏吟唱以怡情畅志，使气血运行更加流畅平和，以免情志内伤而引发疾病。

### (二) 动形——运动健身防御思想

中医学提倡运动保健，通过动摇形体可以锻炼身体，流通气血，疏郁散滞，促进脾胃的纳化协调能力，使机体气血调畅通达，筋骨肌肉坚实，从而增强体质，提高机体的防御邪气能力。正如《三国志·魏书·华佗传》所说："人体欲得劳动，但不当使极尔。动摇则谷气得消，血脉流通，病不得生。"远古时期就已有通过导引运动以舒筋调体、预防疾患的记载。如《吕氏春秋·仲夏纪·古乐》曰："昔陶唐氏之始……民气郁阏而滞着，筋骨瑟缩不达，故为舞以宣导之。"东汉名医华佗"晓养性之术"，创立五禽戏以强身健体，集防病、祛疾与保健于一身。

《吕氏春秋·尽数》云："流水不腐，户枢不蠹，动也。形气亦然，形不动则精不流，精不流则气郁。"此以流水、户枢为例，说明运动的益处，并从形、气的关系，指出缺乏运动的危害，从而给我们启示：动则身健，不动则体衰。通过体育运动锻炼以强身健体，对于预防疾病、促进机体的恢复具有积极意义。常见的运动健身项目有八段锦、太极拳、易筋经等。

其他如清明的踏青、放风筝，重阳节登高的习俗等，人们在步行、爬山等锻炼的同时，又陶冶了情操。另外，扭秧歌、踩高跷、耍龙灯、芦笙舞、竹竿舞和木鼓舞等民俗活动，均是群众喜闻乐见的健身活动，可促进人的心理、身体及社会适应能力的提升。

### (三) 食疗——饮食的调理防御思想

"民以食为天"。饮食不仅是人们赖以维持生命的重要物质，食之得当亦可促进健康。食物服用有慎用、禁忌、宜食之分，不仅关注美味，而且留意食物的"四气""五味"，即寒、热、温、凉和辛、甘、酸、苦、咸。只有辨别食物的性味与功能，并因时、因地、因人制宜地进行搭配，才能更好地维护健康，祛邪防病，益寿延年。

古人早就认识到食物的四性对于人体的影响，并讲究不同食物之间的搭配。"寒者热之"，温热之性的食物可以预防、调治寒证，如葱、姜、蒜及羊肉等温热之品。"热者寒之"，寒凉之性的食物可以预防、调治热证，如绿豆、西瓜、苦瓜等清热、泻火、解毒之品。又如吃螃蟹之后最好喝些姜茶，以减轻螃蟹的寒凉之性。食榴莲可搭配山竹，因榴莲性温，山竹偏凉。偏阳虚体质的人，日常饮食应以平性及温性为主。偏阳盛体质的人，日常饮食以平性及寒性为佳。若某食材偏寒凉，则可在烹调时加入温热性的调味品，如葱、生姜、辣椒及胡椒，以使阴阳平衡。

两千多年前，古人就提出了中国人饮食金字塔原则，即饮食宜谨和五味，合理调配。然而五味入五脏，不可偏嗜。《素问·五脏生成》提出"多食咸，则脉凝泣而色变……此五味之所伤也"，说明五味偏嗜可导致阴阳失调，对人体功能产生影响，从而产生相应的疾病，故五味太过与不及都是不健康饮食。

### （四）洁净——卫生保健防御思想

《礼记·内则》谓"凡内外，鸡初鸣……洒扫室堂及庭"，指出我国历来注意居住环境卫生。《论语·乡党》谓"鱼馁而肉败不食，色恶不食，臭恶不食"，认为对饮食需要讲究卫生，不吃腐败变质食物。《论衡·雷虚》明确记载："饮食不洁净，天之大恶也。"这一点在中医经典《金匮要略·禽兽鱼虫禁忌并治》中亦有强调，"秽饭、馁肉、臭鱼、食之皆伤人……六畜自死，皆疫死，则有毒，不可食之"，并指出令动物丧命的疫病具有传染性。水为饮食中最重要的要素，自古强调不喝生水。《吕氏春秋·本味》提出"九沸九度"的饮水要求。清代人们对环境污染与传染病的关系有了更深刻的认识，如《霍乱论》指出"平日即宜留意，或疏浚河道，毋使积污，或广凿井泉，毋使饮浊，直可登民寿域"，认为无论周围环境还是饮用水，不仅关乎传染病的传播，而且影响人们的健康长寿。

### （五）却邪——药物护身防御思想

自古以来，民间就非常重视预防疾病，如新春饮"屠苏酒"，陈延之《小品方》曰："元旦饮之，辟疫疠一切不正之气。"端午时节，人们插艾叶、取菖蒲、拌雄黄、采杂药，是为了"以禳毒气""以避秽厌毒""以治诸毒"（明万历《贵州通志》）。在重阳节，有插茱萸以驱邪避瘟的民俗，晋代《风土记》记载："俗于此日……折茱萸房以插头，言辟恶气而御初寒。"

在民俗文化中，运用药物预防的形式多种多样。如佩戴香囊，《江乡节物词·小序》称："杭俗，妇女制绣袋绝小，贮雄黄，系之衣上，可辟邪秽"。古代南方多有秽浊瘴气、蛇虫，而佩戴香囊可以化浊瘴、驱虫避蛇而避邪护正。或戴药兜，既可借香料发出的气味净身，又可以防病治病。正如《养生随笔》记载："办兜肚，将薪艾捶软铺匀……夜卧必需，居常亦不可轻脱。"无论香囊抑或药物肚兜，均是将芳香中药做成生活用品以预防疾病。

## 三、未病先防的应用

从春秋战国时期起，医者就已注意到既病防变、早期治疗的重要性。如

《史记·扁鹊仓公列传》中扁鹊对蔡桓公进行望色诊病时指出"君有疾……不治将深"等。东汉张仲景在其《伤寒杂病论》中除了对疾病的六经辨证、传变及治疗方法进行论述外,对未病先防、既病防变和瘥后防复也进行了详细讨论。唐代孙思邈在《备急千金要方》中进一步将疾病分为"未病""欲病"和"已病"三个层次,并得到了许多医家的认可。宋代成无己在《注解伤寒论》言:"觉病须臾,即宜便治,不等早晚,则易愈矣。"元·朱丹溪《丹溪心法》言:"是故已病而不治,所以为医家之法,未病而先治,所以明摄生之理。"清·徐大椿在《医学源流论》云"病之始生,浅则易治,久而深入则难治……"至叶天士则更加注重温病治疗的阶段和层次,在《温热论》中提出"先安未受邪之地"的观点,强调客邪早逐,并且要"保津液""防伤阴",以防其变。另外,中医学的藏象理论、七情理论、三因理论,以及保胃气、固肾气、扶阳气、存真气等防治原则都蕴含着"治未病"的思想,为临床治疗提供了重要依据。

## (一) 在多发性硬化症中的应用

多发性硬化症是一种中枢神经系统慢性炎性脱髓鞘性疾病,常累及大脑、脊髓白质、脑干、小脑和视神经等。如果不进行及时有效的治疗,随着病情的进展,最终可导致肌肉协调性丧失,视力减弱,功能丧失。对于多发性硬化症,一方面要调动人体抗病能力;另一方面要加强防范外界致病因素,"虚邪贼风,避之有时"。其内容包括"适四时之变""修养精神""节饮食,慎起居"和"运动养生"四个方面。

多发性硬化症发病与外感邪气强弱、机体正气盛衰关系密切,也与先天禀赋有关。因此,要在欲病阶段采取措施,补益脑髓,祛除外邪,防止疾病的发生。

多发性硬化症的影响因素包括炎性反应、自身免疫异常、氨基酸释放过度、线粒体能量代谢失调、兴奋性胶质细胞受损和神经营养因子供应异常等多个方面。患者采用激素治疗后,机体免疫力可明显下降,消化道、上呼吸道等的感染机会增加,如何"先安未受邪之地",是防止转变的重点。在这个阶段采用药物、理疗、针灸等各种治疗手段,及早有效地进行治疗,并注意合理饮食和精神调护，配合适当的康复训练，可以有效降低致残率。

多发性硬化症损及脑髓，神机失用，可损及五脏。因此对患者进行康复和导引非常重要。患者素体本虚、阴血不足，或凉药太过，克伐阳气，为病、药所伤，因此用药需斟酌轻重，补血或补阴，补气或补阳，当辨证为之，务求从容和缓，循序渐进以补之，待脉证相安，渐为减药。然药补不如食补，食之入口，等同药之治病，当病邪未尽，元气虽虚而不能重补，此时以谷肉果菜为养，以至康平。

### （二）在小儿骨质疏松症中的应用

小儿先天之精秉承父母，《景岳全书·小儿则》言"母之脾肾不足者，子亦如之"。若父母脾肾不足，其子也必脾肾虚弱，从而进一步影响到骨骼的发育。中医学认为，骨质疏松症的病因病机与脾肾关系密切，对于儿童而言，出生之时先天之精是否充盛是由父母决定的，父母备孕时要强身健体，保持健康的生活方式，在饮食上多补充各种营养物质，给予孩子良好的先天条件。

要饮食有节，即营养均衡，勿嗜食膏粱厚味辛辣之品。小儿脾气未充，且小儿饮食不知自节，易伤脾胃，脾胃功能失调可影响营养物质的消化吸收，从而进一步影响小儿正常发育。摄入足够的碳水化合物是骨骼营养的重要来源；摄入充足的水果、蔬菜和纤维素可以减轻骨质疏松，摄入足量的钙能够提高儿童的骨量，抵消部分蛋白质对骨骼的负面影响，有效延缓骨质疏松的发病。

# 第二节　已病早治

## 一、已病早治的概念

唐代孙思邈在《备急千金要方·论诊候》中记载："古人善为医者，上医医未病之病，中医医欲病之病，下医医已病之病。若不加心用意，于事混淆，即病者难以救矣。"最好的医生善于在身体健康之时注重养生，保持健康。中等水平的医生注重欲病早调，避免疾病的发生。欲病之病，实质是人体处于未病与已病之间的一种状态。孙思邈反复告诫人们要重视："消未起之患，治未病之疾，医之于无事之前。"字里行间蕴含着养生防病及欲病早调的观点。调理的方法如调整心态、运动健身、在医生的指导下辨证施调。

孙思邈在《备急千金要方》中还指出："五脏未虚，六腑未竭，血脉未乱，精神未散，服药必活。"在五脏没有虚损，六腑尚未衰败，气血运行还未紊乱，神气还未涣散，病势处于轻浅阶段时，及时服药调理，每能痊愈。如果发展到五脏已虚，六腑已竭，血脉已乱，精神已散时，疾病已成，服药也不一定有效。

## 二、已病早治的方法

### （一）早发现，早治疗

中医一贯主张预防为主，防重于治，故有上工治未病之说。一些疾病的发生以老年期更为常见，或更为严重。它与老年人病理性老化、机体免疫功能下降、长期劳损有关，如高血压病、冠心病、糖尿病、恶性肿瘤、痛风、帕金森病、肺源性心脏病、老年性白内障、老年骨质疏松症、老年性皮肤瘙痒症、高脂血症、颈椎病、前列腺肥大等。有些疾病各个年龄段都可发生，如肺炎、消化性溃疡，但要早发现，早治疗，以避免病情恶化。

要定期体检，包括身体疾病、心理疾病，了解自己的中医体质类型和亚健康状态，以及早发现并防止疾病传变。

### （二）重视先兆，截断逆转

先兆症状是疾病早期发现、早期诊断及早期治疗的关键，如出现肢体麻木，可予活血通络之丹参、红花、川芎、赤芍、鸡血藤，若见眩晕则予平肝息风之钩藤、天麻、石决明、菊花等，以预防中风的发生。对一些反复发作、有规律的疑难痼疾，如过敏性及内分泌、神经系统疾病，采用中医治未病方法，扶正固本，结合情绪调摄、体育锻炼，疗效确切。

### （三）三因制宜，各司法度

三因制宜，就是因人、因地、因时制宜。人有老幼、男女、胖瘦及体质的不同，地有东、西、南、北、中之分，时有一年四季之分，这些不同特点，决定了治未病时的同中存异、异中存同的必然性。已病早治也必须遵循这一原则。

# 第三节　既病防变

## 一、既病防变的概念

《周易·坤卦》言："初六，履霜，坚冰至。"《象》曰："履霜坚冰，阴始凝也；驯致其道，至'坚冰'也。"意为初六踩到薄霜，这是阴气开始凝聚。发展下去，出现的就是坚冰。见到薄霜，就想到坚冰将至。《周易》这种"防微杜渐"的思想对医学产生了重要影响，逐渐形成了"既病防变"的医学观念，提示我们如果疾病已经发生，则应争取早期诊断，早期治疗，以防疾病的发展与传变。在疾病的初始阶段，若能积极治疗，将疾病消除在萌芽状态，既可防止疾病传变深入，又可因发病之初病情轻、病位浅而易于治疗。亦如张景岳谓："易之为书，一言一字皆藏医学之指南，一象一爻咸寓尊生之心鉴……虽不言医，而义尽其中矣。"《国语·楚语》曰："夫谁无疾眚？能者早除之……为之关籥藩篱而远备闲之，犹恐其至也，是之为日惕。"其意为：谁能无病无灾？只有贤人能早点消除它……设立关卡篱笆防备它，使它离得远远的，还恐怕他接近，这就叫作天天警惕，强调了早期发现、防患于未然的重要性。

《史记·扁鹊仓公列传》里有扁鹊"望齐侯之色"的记述，齐桓公疾病由表及里、由浅入深的传变过程，反映了扁鹊通过视桓公之色，对疾病发展变化过程的认识。扁鹊嘱其有病早治，然齐桓公固执己见，讳疾忌医，不及时治疗，终于殒命。扁鹊在疾病传变方面的准确认识和把握，对张仲景既病防变思想的形成产生了较大的影响。"既病防变"就是在疾病发生之后要早诊断，早治疗，以防止疾病的发展与传变。

## 二、既病防变的方法

**1. 早期诊断，早期治疗**　例如对于外感热病，在表证初期，就应该抓住时机，及早诊断。在少阳证见到部分主症时，即可应用小柴胡汤和解之，以不致病情恶化。

有些疾病发作前会有一些预兆，如能抓住这些预兆，及早做出正确诊断，便可收到事半功倍的效果。如中风发生之前常有眩晕、手指麻木等症状，如能抓住这些征兆，早期治疗，便可使病人减少痛苦，增加康复机会。

**2. 控制病情，防止传变**　古人云"先安未受邪之地"，意思是根据五行相生相克理论，掌握疾病传变规律，先保护人体正气和未受病邪侵犯之处。如治疗肝病时，可采用健脾和胃的方法，先充实脾胃之气，截断传变途径。

防止传变是指认识和掌握疾病的发生发展规律及其传变途径，及时采用有效的防治措施，制止疾病的发展和恶化。只有掌握疾病发生发展规律及其传变途径，做到有效治疗，才能防止疾病的传变。此亦即《金匮要略》所提出的："夫治未病者，见肝之病，知肝传脾，当先实脾。"

## 三、既病防变的应用

### （一）在中风康复中的应用

中风属中医学"脑卒中"范畴，是中老年人的常见病、多发病，死亡率、致残率、复发率均较高。中医"既病防变"思想对中风的防治有积极的指导作用。中风要早诊断，早治疗，掌握其传变规律，防止疾病进一步传变，使疾病向治愈的方向发展。轻度中风出现加重、传变的可能性较小，大面积脑梗发生加重和传变的可能性大，对此应树立"既病防变"的理念，结合影像学检查，对病情发展进行判断，提前干预。

如突然发生大面积脑梗死，患者会出现烦躁不安、血压高、舌质红、脉弦滑等症，在中医辨证的基础上，可选加海浮石、贝母、桔梗、冬瓜子等豁痰止咳。如果食物进入呼吸道，患者出现咳嗽咳痰，重则高热神昏，必要时可予鼻饲。老年体弱患者，可辨证选加参、芪、术等辅助正气，防止出现"二重感染"，使病情变化。

中风恢复期要注重养护后天之本，脾气旺，则气血盛，也可防止病情加重。辨证治疗时要兼顾健脾，不用或少用苦寒伤胃药。根据病情，尽早在康复师的指导下进行康复训练，以防止关节僵硬、肌肉萎等。

### （二）在原发性血小板增多症中的应用

原发性血小板增多症属骨髓增殖性肿瘤，是因人体造血干细胞的克隆性增生，导致血小板的恶性增生。本病属中医学"血瘀"范畴，病位在髓，以髓的功能异常为根本，以气血功能及运行失调为表现，属虚实夹杂、本虚标实之证。

疾病早期，患者多仅有神疲乏力、气短懒言、胁肋胀痛等不适症状。此阶段治法以益气为主，辅以理气活血，预防血瘀。本病多发生于中老年患者，气虚为其发病基础。气虚则推动血液运行无力而导致气滞。治疗以补中益气汤合柴胡疏肝散加减为主方，或选补阳还五汤加味，以黄芪、人参、白术、炙甘草等益气扶正，以柴胡、枳实、香附、陈皮、升麻等理气导滞，以当归、赤芍、川芎、桃仁、红花等活血化瘀通络。诸药攻补兼施，扶正不留瘀，祛瘀不伤正。

疾病中期，患者多有胸闷、胁肋胀痛、头晕头痛、颈项拘束不舒、手足麻木等表现。此阶段治法主要为理气化痰，辅以活血通络，预防痰瘀互结。气虚气滞日久，可生痰、生湿。痰湿阻络，血行不畅，加重血瘀。血瘀亦能化为痰湿，痰瘀互为因果，互相转化，形成痰瘀交阻的局面，使血小板数量不断增长。可选二陈汤合补阳还五汤加减，或二陈汤合血府逐瘀汤加减，以半夏、陈皮、瓜蒌、胆南星、川贝母等理气化痰除湿，桃仁、红花、川芎、当归、乳香、没药、赤芍、三棱、莪术、地龙等活血化瘀通络。

疾病后期，痰湿瘀血互阻日久，可化热、化火，导致热毒内生。热毒内盛，灼伤津液，加重瘀血，导致出血，出现肝脾大、皮下瘀斑、脑出血及血虚表现，甚至转化为骨髓纤维化或急性白血病。此阶段应虚、火、瘀同调，清热化痰、活血散结，预防血栓、出血及转化为其他骨髓增殖性肿瘤。故治以活血化瘀，软坚散结，可选穿山甲、鳖甲、夏枯草、土鳖虫、莪术、水蛭、红花、川芎等。处理瘀血、出血和血虚三者的关系是该阶段治疗的关键，可用地黄、鸡血藤、红景天补血，板蓝根、大青叶、蒲公英、白花蛇舌草、栀子、黄芩清热，赤芍、牡丹皮、桃仁、三七凉血止血，化瘀散结。

### （三）在冠心病中的应用

冠心病致死率高，且变化莫测，难于预料。《灵枢·厥病篇》谓"真心痛手足清至节，心痛甚，且发夕死，夕发旦死"，就是对本病预后凶险的一种形象描述。冠心病可表现为不稳定型心绞痛、急性心肌梗死、冠脉支架置入后或搭桥术后再狭窄、严重心律失常、心衰、猝死。中医学认为，冠心病的病机为本虚标实。病位在心，但与肾、肝、脾、肺诸脏有关，多在心之气、血、阴、阳不足，或肾、肝、脾、肺诸脏失调的基础上，兼痰浊、气滞、血瘀、寒凝等病变。心、肝、脾、肺、肾五脏虚损是病之本，气滞、血瘀、痰浊、阴寒是病之标，本虚标实是其病机特点。依据临床表现，胸痹心痛的辨证论治可分为寒凝心脉，治以祛寒活血，宣痹通阳，方用当归四逆汤。气滞心胸者，治以疏调气机，和血疏脉，方用柴胡疏肝散；痰浊痹阻者，治以通阳泻浊，豁痰开结，方用栝楼薤白半夏汤加味。瘀血痹阻者，治以活血化瘀，通脉止痛，方用血府逐瘀汤。心气不足者，治以补养心气，鼓动心脉，方用保元汤合甘麦大枣汤。气虚血瘀者，治以补气活血，方用补阳还五汤。心阴亏损者，治以滋阴清热，活血养心，方用天王补心丹。气阴两虚者，治以益气养阴，方用生脉散合归脾汤。心肾阴虚者，治以益气养阴滋肾，方用生脉散合左归饮。心阳不振者，治以补益阳气，温振心阳，方用参附汤合桂枝甘草汤。

# 第四节　瘥后防复

## 一、瘥后防复的概念

《黄帝内经》所提出的"瘥后防复"见于《素问·热论》的"病热少愈，食肉则复，多食则遗，此其禁也"。其中"瘥"是指患病刚痊愈，正处于恢复期，脏腑气血皆不足，荣卫未通，脾胃之气未和，正气尚未复原。

"瘥后"指疾病初愈至完全恢复正常健康状态这一段时间。"瘥后"不是疾病辨证论治的终结，而是六经病暂时缓解的一个阶段。"瘥后防复"是中医学"治未病"理论的重要组成部分，在余邪未尽、正气未复，人体尚处于气血未和、阴阳未平的巩固阶段，此时从饮食、情志、起居等多方面进行调摄，以防病情反复或出现后遗症。

## 二、瘥后防复的方法

瘥后防复的方法有多种，防复即防止病情复发，包括两个方面：一是防止新的疾病发生，二是防止旧疾复发。因此，防复不仅仅是对病后身体的调理，更是对生活方式、饮食习惯等多方面因素的调整。

**1. 保持良好的生活习惯**　充足的睡眠、规律的作息、适当的运动都是必不可少的。此外，要避免过度劳累，保持心情愉悦，这也是预防疾病复发的重要措施。

**2. 合理饮食**　病后身体虚弱，需要补充营养。但不能乱吃补品，要根据自身的体质和病情，选择适合的食物。一般来说，病后饮食应该清淡，避免过于油腻、辛辣的食物。

**3. 定期复查**　即使病已经痊愈，也要定期复查，及时发现并处理可能出现的问题。

**4. 中医调理**　中医有很多针对"防复"的方法，如针灸、推拿、草药等。这些方法可以帮助身体恢复，预防疾病的复发。

**5. 心理调适**　心理因素对身体健康的影响很大。病后人们往往会有一些心理压力，需要进行适当的心理调适。

**6. 健康教育**　了解疾病的知识，知道如何预防疾病，是"防复"的重要一环。

## 三、瘥后防复的应用

### （一）在流感中的应用

流感属中医"瘟疫""温病""疫病"范畴。《素问·刺法论》言："五疫之至，皆相染易，无问大小，病状相似。"《温疫论》言："瘟疫之为病，非风、非寒、非暑、非湿，乃天地间别有一种异气所感。"强调疫病的特殊性、强传染性。该病病因为感染疫疠之气，病位在肺脾，病性为湿毒，基本病机特点为湿、毒、瘀、闭。流感暴发后，运用中西医结合方法治疗该病，疗效良好，亦体现了中医药治疗优势。《伤寒溯源集》曰："大病新瘥，如大水浸墙，水退墙酥，不可轻犯。"外感热病后期，多气阴两虚，脾胃不健，余邪未尽，患者可能并发肺纤维化等后遗症。因此，瘥后防复是疫病防治的重要环节之一，包括"清余邪""益正气""防感复、食复、劳复"等内容。《伤寒杂病论》言："病人脉已解，而日暮微烦，以病新瘥，人强与谷，脾胃气尚弱，不能消谷，故令微烦，损谷则愈。"强调病后脾胃虚弱，应适当减少饮食，以防出现食积发热、心中烦热等情况。因此，针对温病瘥后，饮食应以清淡、营养均衡为主，切不可恣食膏粱厚味，以免助湿生痰，敛邪碍胃。

根据食物属性和患者体质，提出几点食疗建议。

气虚乏力、精神不佳者，可选山药、龙眼肉、大枣、鸡蛋、鸡肉、牛奶等。有余热者，如咽干、口干、心烦等，可选五汁饮或苦瓜、绿茶、阳桃等。咳嗽、咳痰者，可选银耳百合雪梨汤或苦杏仁、白果、乌梅、橘皮等。食欲不振、腹胀者，可选山楂、山药、芡实、茯苓、萝卜等。怕冷、胃凉者，可选生姜、葱、芫荽等。便秘者，可选蜂蜜、香蕉、芹菜、白菜等。失眠者，可选酸枣仁、龙眼肉、莲子心等。

《重订通俗伤寒论》曰："瘥后伏热未尽，复感新邪，其病复作，此为感复。"愈后体虚，余邪未尽，日常应注重"辟外邪，扶正气"，根据四时气候变化，注意调摄起居，如及时增减衣服，注意防寒保暖等。《瘟疫论》言："疫邪已退，脉证俱平，但元气未复，或因梳洗沐浴，或因多言妄动，遂致发热，前证复起，惟脉不沉实为辨，此为劳复……轻则静养可复，重则大补气血。"瘟疫病后可出现食复、劳复、自复等情况。《温热论》言："邪退正虚，阳从汗泄，故渐肤冷，未必即成脱证。此时宜令病者安舒静卧，以养阳气来复。"温病初愈，正气尚虚，气血不足，机体亟待休养恢复正气，应多逸少劳，静卧安养。因此，疫病瘥后生活起居方面，一要适寒温，防止再次外感。二要慎起居，居室宜安静、整洁，保持室内空气流通。三要多逸少劳，根据个体病情恢复情况，适量锻炼。瘥后首先要指导患者注意精神调摄，帮助其心理康复。可适当运用中医情志疗法疏导情绪，主要包括情志相胜法、五行音乐疗法、移情易性法、中医行为疗法等。

疫病患者多有恐慌情绪，可鼓励患者理性思考，充分认识疫病是可防、可治、可控的，既不要轻视病情，又不可过度紧张。五行音乐是在中医基础理论指导下，基于五行对应五脏和五音形成的。"肾在志为恐，在音为羽"，患者有恐慌情绪可选"羽"音，鼓动血脉，调畅情志。移情易性法是把过激的情绪通过改变生活环境或生活方式等转移。患者可通过向亲人、朋友倾诉，参与自己喜欢的娱乐活动等转移注意力，缓解不良情绪。中医传统功法，即古代导引法，是一种通过肢体运动、呼吸运动和自我按摩相结合的健身方法。

《素问·刺法论》言："肾有久病者，可以寅时面向南，净神不乱思，闭气不息七遍，以引颈咽气顺之，如咽甚硬物，如此七遍后，饵舌下津令无数。"是说天行瘟疫时，运用导引法强身健体，可防邪入侵，对体弱多病者尤为适宜。《诸病源候论》言："清旦初起，以左右手交互，从头上挽两耳举，又引鬓发，即疏通，令头不白，耳不聋。又摩手掌令热，以摩面从上下二七止，去肝气，令面有光。又摩手令热，摩身体从上至下，名曰干浴。令人胜风寒时气，寒热头痛，百病皆愈。"康复期患者若有明显乏力、疲倦、活动后气短等症状，可能与患病期卧床时间长，以及疾病对机体的损害密切相关，尤其是对肺功能的损伤。康复期可通过居家适当练习一些传统功法，如八段锦、太极拳、五禽戏等有氧运动以改善症状。动而不疲、劳而不倦的锻炼方法，对流感瘥后调理极为适宜。

疫病瘥后患者体质虚弱，或有后遗症状、药物不良反应等，可采用中药治疗，调节饮食及生活起居，以促进身心康复，提高机体免疫力。

## （二）在胆结石中的应用

对于患有结石的患者，饮食调理是非常重要的一环。在治疗期间，患者需要避免食用过多的高蛋白、高盐、高糖、高脂肪的食物，同时要保证足够的水分摄入，以促进结石的排出。在康复期间，患者需要逐渐恢复正常饮食，但仍需注意控制蛋白质、盐分、糖分和脂肪的摄入量，避免再次形成结石。适量的运动可以促进身体的新陈代谢和血液循环，有助于结石的排出。定期复查是预防结石复发的关键，患者需要定期进行尿液检查和 B 超检查，以监测结石的排出情况，预防病情复发。

中医治疗胆结石主要是通过药物的清热利湿、化石排石、活血化瘀等作用，以达到排石的目的。常用的中药有金钱草、茵陈蒿、川楝子、枳壳、桃仁、红花等。针灸治疗胆结石也有一定效果，是通过刺激特定穴位，调整气血运行，促进胆汁分泌以达到治疗胆结石的目的。常用的穴位有足三里、太冲、合谷、内关等。

拔罐是通过罐的吸附作用，促进局部气血运行，消除瘀滞，从而达到治疗胆结石的目的。无论是药物治疗，还是针灸、拔罐，均需在中医师的指导下进行。中医学认为，饮食调理对于治疗胆结石具有重要作用。患者应该避免食用高脂肪、高胆固醇的食物，多吃富含纤维素的蔬菜、水果，保持饮食清淡。此外，还可以适当食用具有化石排石作用的食物，如山楂、麦芽等。

### （三）在中风康复中的应用

中风，又称脑卒中，是指由于脑血管病变导致的脑部血流障碍，引发局部脑组织缺血、缺氧、坏死的病证。中风的发病率较高，严重危害人类健康。瘥后防复是中风治疗的一个重要环节，主要是指中风患者病情稳定后，通过调整生活方式、饮食习惯、情志调摄等，改善患者的体质，提高免疫力，促进康复进程，预防复发。

中医治疗中风的药物主要有清热解毒、活血化瘀、通络止痛等作用，常用的中药有丹参、红花、川芎、桃仁、地龙、白芍等。针灸治疗中风主要是通过刺激特定穴位，调整气血运行，促进脑部血流，从而达到治疗中风的目的。常用的穴位有百会、风池、合谷、内关等。此外，针灸、拔罐、按摩对于中风的康复均有一定作用，但必须在中医师的指导下进行。同时避免食用高脂肪、高胆固醇的食物，多吃富含纤维素的蔬菜、水果，饮食宜清淡。

# 第九章

# 中医健康管理教育

## 第一节　中医健康管理教育的对象

### 一、从业人员

#### (一) 中医医生

中医医生运用望、闻、问、切等对病人辨证审因，推断病机，确定病证，为预防、治疗疾病提供判断依据。运用中药方剂对病人进行整体治疗，或结合现代科技手段进行综合治疗。指导正常人群或病人通过精神修养、应时锻炼、调配饮食等方法，调整人体心理及生理状态，增强体质，使疾病在未发生或复发、加重前得以防止或控制。

中医医生要求具有相关专业大专以上学历，具有中医医师资格证和职业证书，具备较强的沟通能力及口头表达能力，能够熟练运用中医药特有的方法和手段治疗疾病，具有扎实的中医药理论；具有高度的责任心、良好的职业道德、严谨的工作态度、较强的综合分析能力和敏锐的洞察力。

#### (二) 中医健康管理师

中医健康管理师是对人群或个人健康和疾病进行监测、分析、评估以及健康维护和健康促进的专业人员，在"保健调理师"职业下增设有"中医健康管理师"工种。中医健康管理是对健康人群、亚健康人群的健康状况、生活方式和居住环境进行评估，为个人和群体提供有针对性的健康指导，并实施干预的全过程，以提高人民群众的健康。在人口的平均寿命日益延长、慢性疾病不断增加的情况下，如何利用有限的资源，最大限度地提高生命质量、减轻社会负担，是新时期面临的重大挑战。

中医健康管理师要求具有相关资质，一般在健康管理公司、医院、体检中心、医药公司、保健等单位从事预防、保健、慢性病康复、养生、疾病并发症预防工作，大多采用自然疗法，以提升人的生命质量，延长寿命。中医健康管理师开展的相关课程主要有健康与中医健康管理、人体的基本结构和功能、健康相关的医学基础知识、影响健康的主要因素、健康状况的信息管理、健康分析与风险评估、大众健康教育与健康促进、健康服务与健康营销、健康保险、常见病的中医健康管理、特殊人群的中医健康管理、企业健商文化与中医健康管理。课程在涵盖与中医健康管理相关学科的基础知识和最新理念的同时，尤其突出中医健康管理师在实际工作中所需的素质和能力的培训。

### （三）中医健康管理相关人员

中医健康管理相关人员包括医务工作者及相关工作人员等。医务工作者是从事医疗及护理工作的专业人员。中医健康管理相关人员负责制定健康教育规划，对基层人员进行健康教育培训，做好宣传资料的制作、收集、整理、保管工作。协助有关人员建立健全服务网络，提高基层卫生技术人员的中医预防保健能力。建立健康教育网络，开展多种形式的社区健康促进和教育工作。加强宣传，告知服务内容，使更多的群众愿意接受服务，促进健康教育社会化。定期开展卫生宣传，普及防病知识，增强群众的自我保健能力。负责组织健康教育讲座，普及疾病预防与保健知识，提高居民健康知识。对儿童、妇女、青少年、老年人等人群开展健康教育工作，负责健康教育资料的发放，健康教育宣传栏或板报的定期更换，组织参与各种卫生宣传日活动。结合《中医药健康管理服务规范》的要求，认真落实有关工作，加强对项目的日常管理和督导检查，确保服务规范和工作任务的落实。

## 二、社会群众

### （一）健康人群

健康是指一个人在身体、精神和社会等方面都处于良好的状态。健康包括两个方面的内容：一是主要脏器无疾病，身体形态发育良好，体形均匀，人体各系统具有良好的生理功能，有较强的身体活动能力和劳动能力，这是对健康最基本的要求；二是对疾病的抵抗能力较强，能够适应环境变化。传统的健康观是"无病即健康"，现代人的健康观是整体健康，世界卫生组织提出"健康不仅是躯体没有疾病，还要具备心理健康、社会适应良好和有道德"。因此，现代人的健康内容包括躯体健康、心理健康、社会健康等。《辞海》对健康的概念是这样描述的："人体各器官系统发育良好、功能正常、体质健壮、精力充沛并具有良好劳动效能的状态。通常用人体测量、体格检查和各种生理指标来衡量。"

现代健康的含义是多元的、广泛的，包括生理、心理和社会适应性3个方面，其中社会适应性归根结底取决于生理和心理的素质状况。心理健康是身体健康的精神支柱，身体健康又是心理健康的物质基础。良好的情绪状态可以使生理功能处于最佳状态，反之则会降低或破坏某种功能而引起疾病。身体状况的改变可能带来相应的心理问题，生理上的缺陷、疾病，往往会使人产生烦恼、焦躁、忧虑、抑郁等不良情绪，导致各种不正常的心理状态。作为身心统一体的人，身体和心理是紧密依存的两个方面。

### （二）亚健康人群

2007年，中华中医药学会发布了《亚健康中医临床指南》，从中医的角度对亚健康的概念、常见临床表现、诊断标准等进行了明确描述。亚健康是指人体处于健康与疾病之间的一种状态。处于亚健康状态者，不能达到健康的标准，表现为一定时间内的活力降低、功能和适应能力减退的症状，但不符合西医学有关疾病的临床或亚临床诊断标准。

亚健康是一个数量庞大的特殊群体，对这一类人群，西医在诊断和治疗方面缺少良好的方案，而中医在这些方面具有很大的优势。在日常生活中，人们常常会有疲乏、精神不振、胃口不佳、失眠等不适的感觉，但却无法诊断为何种疾病，这种"自觉不适，检查无病"，介于健康与疾病之间的一种状态（既不完全健康，又达不到疾病的诊断标准和程度）就叫亚健康，又称为第三状态，也叫灰色状态、病前状态、亚临床期、临床前期、潜病期。

亚健康状态下，人体免疫功能下降，容易罹患疾病。预防和消除亚健康，是世界卫生组织 21 世纪一项预防性的健康策略。世界卫生组织的一项全球性调查结果发现，全世界真正健康的人仅占 5%，经医师诊断有病的人为 20%，约 75% 的人处于亚健康状态。

亚健康是一种动态状态，人不会永远停留在这一状态之中，或者向疾病状态转化，或者向健康状态转化。健康管理的目的就是让亚健康状态向健康状态转化，要消除亚健康，"主动养生"。

### 三、学生群体

青少年健康是国民健康的基础，全民健康素养的提升，基础在学校。《健康中国行动（2019—2030 年）》中明确将"实施中小学健康促进行动"列入健康中国行动之一。健康是人首要和珍贵的财富，实现健康及其可持续发展的重要途径是提高健康素养。健康素养既是保障人全面发展的必备素养，又是体现教育质量和教育公平的重要素养。学校是对学生进行健康素养教育的重要场所，要通过有计划、有步骤的教育活动，提高学生对健康的认识，树立健康、科学、文明的生活理念，让"健康"行为成为自觉行动。

学校教育要以学生的身心健康发展为导向，全面提升育人水平。在尊重学生成长规律的基础上，从学生多样化健康需求出发，构建"快乐高效"的医疗情境教学模式，培养学生的卫生习惯和卫生行为，促进学生健康素养技能和行为的全面发展。

教师可以开展学生参与式教学，让学生深入社区，体验社区健康实践与志愿服务活动，结合学校健康教育目标和任务，提高学生的健康意识和健康行为。

## 第二节　中医健康管理教育的基本内容

在中医发展道路上，早已出现健康管理的萌芽。两千多年前的《素问·四气调神大论》云"圣人不治已病治未病，不治已乱治未乱，此之谓也"，已经孕育着"预防为主"的健康管理思想。

千百年来大量的医疗实践证明，中医药对于促进人类健康方面具有独特的优势。中医学以天人合一的整体观、因时因地因人制宜的动态辩证观、中医"治未病"思想作为基石以维护人类的健康。中医"治未病"包含中医养生学、中医体质学等理论方法，它强调人们平素应该注重保养身体，培养正气，并根据体质偏颇的不同，结合运用传统中医疗法，以祛除病邪，扶助正气，使人体气血冲和，经络通畅，阴阳平衡，提高机体的抵御病邪能力。在中医"治未病"原则指导下，对于各种疾病的预防，尤其对亚健康防治有着积极意义。同时，中医学的辨证论治思维能客观描述和评估健康状态的变化过程，而不是局限于西医学对疾病危险因素的评估。因此，中医在整体上对个人的健康状态进行衡量，是真正意义上的个体化健康管理，将"治未病"的内容与健康管理的各流程相结合，是具有中国特色的健康管理。

中医健康管理是对健康人群、亚健康人群的健康状况、生活方式和居住环境进行评估，为个人和群体提供有针对性的健康指导，并实施干预的全过程。提高人民群众的健康水平是全面建成小康社会的一项重要标志。

中医健康管理教育的基本内容包括中医药基本知识、中医养生保健的理念和方法、常见疾病的中医药预防和保健、重点人群的中医药养生保健、中医药常识。中医药基本知识涵盖了中医对生命的认识，对人与自然、社会关系的认识，对健康、疾病的认识，以及中医的诊治手段。这包括中医学天人合一的整体观，阴阳平衡的健康观，以及中医独特的望、闻、问、切四诊合参的诊断方法和治疗原则。中医养生保健强调顺应自然，阴阳平衡，注重时令养生、情志养生、饮食养生、运动养生、经络养生等。例如，时令养生根据春夏秋冬四时变化采用相应的养生方法。情志养生关注精神情志活动与脏腑的关系。饮食养生提倡正确的饮食理念和方式。运动养生包括太极拳、八段锦等。经络养生介绍经络的作用和常用穴位的保健功效。

重点人群的中医药养生保健包括老年人、女性、儿童等不同群体的生理特点、病理特点及相应的养生保健方法。中医药常识涉及一般常识、中药常识、家庭常备中成药、应急知识等，如中药煎煮注意事项、常用中药的鉴别知识，以及突发公共卫生事件的应急处置知识和技能。其目的是传授中医药知识和技能，帮助人们增强健康意识，预防疾病，提高生活质量。

## 一、普及中医健康知识

### （一）人为什么生病

中医学认为，人体发生疾病主要有正与邪两个方面。"正"是指人体的正气，也就是抗病能力，"邪"是指一切致病的因素。发病的过程就是正气与邪气斗争的过程。总的来说，只要正气旺盛，致病因素就不能危害人体，人也就不会发生疾病。所以中医非常重视保护人体的正气，在没有发病的情况下，就采取防护，也称为"治未病"。如何保护人体的正气呢？人体的正气首先取决于先天禀赋的强弱，同时也有赖于后天的保护。后天的培补和固护，主要是通过养护脾胃，提高脾胃的运输消化吸收营养物质的能力，从而达到强壮五脏六腑的功能。此外，平时还要注意减少房事，爱惜精气。同时要注意适当补充益髓添精的食物，饮食要有节制和规律，要顺应四季养生的要求。不要过度疲劳，既不可过于劳心，也不可过于劳力。这样气血才能旺盛，精气充足，阴阳和平而不生病。

人还要顺应四季的变化。春生、夏长、秋收、冬藏，是大自然一年中运动变化的规律。中医学认为，"天人相应"，人体必须顺应自然四季变化的规律，保持机体与自然的平衡，才能顺利安康地度过一年四季。

### （二）春季如何养生保健

春季，阳气初生，抵抗力弱，最怕风邪的侵袭，而此季多风，因此要避风邪，注意身体的保暖，不要骤然减少衣服，以免发生流感等疾病。饮食上要注意少吃酸味的食品，防止肝气过旺，要适当增加甘（甜）味食品，这样有利于补益脾气，避免肝旺而克脾。所吃食物性宜偏凉，要慎用或禁食热性食物，以免助长内热，发生感冒、痄腮、风疹等。平日宜饮菊花茶、金银花，用来清热散风；宜食大麦粥、黄菜、菠菜、芥菜、豆芽菜、鸭肉等，忌食动物的内脏。

### （三）夏季如何养生保健

夏季，万物繁茂秀美，阳气旺盛，是长养万物的季节。夏天在"五行"

中属火，与人体的心脏和小肠有着密切的关系。人体要顺应夏季的气候特点，只有这样才能使人体的正气旺盛，有利于身体的成长壮实，同时也可以减少夏季的多发性疾病，防止伤暑、中暑、暑温、痢疾、暑月感冒等病。

在起居上要晚睡早起，中午可以适当午睡，使身体得到缓解。在情志上要保持精神愉快，澄和心神，切忌发怒。可多做一些户外运动，如打球、游泳、跑步，可登山眺望，多与大自然交融，适应夏季的时令特点。同时也要避免烈日下暴晒，以防中暑。人体在夏季心火旺盛，而肾水较弱，故饮食上要忌油腻厚味、黏腻食物，宜减少苦味食品，增食辛味食品，以养肺脏。不可暴饮暴食，贪食冷冻瓜果。

### （四）秋季如何养生保健

秋季，西风飒飒，燥气当令，自然景象因万物成熟而平定收敛，是阳气渐退、阴气渐长、万物收获的时节。秋天在"五行"中属金，与人体的肺和大肠有着密切的关系。人体与万物一样，要顺应秋季的气候特点，各种生命活动都要有所收敛，不可放纵，这样才能收敛神气，不使其过于消散，从而减少秋季疾病的发生。在起居上要早睡早起，在空气新鲜和避风的地方做一些较平和的运动，如打太极拳、练太极剑、做保健操等。运动要适度，不要使身体有大汗。

心情要保持安定，收敛神气，不使神思外驰。只有这样，才能适应秋季的气候特点，才能保持肺气的清肃，保持正常的生理功能。如果违反了这一自然规律，肺脏就会受伤，到了冬天就容易出现消化不良性腹泻。

### （五）冬季如何养生保健

冬季天寒水冰，大地龟裂，北风凛冽，生机潜伏，阳气内藏，是万物蛰藏的时令。在"五行"中冬天属水，此季与人体的肾和膀胱有着密切的关系。人体与万物一样，要顺应冬季的气候特点，各种生命活动都要有所潜藏。可少做一些户外活动，这样才能使人体的正气得到补充和储藏，以为来年的新生增添精气和能量。

在起居上要早睡晚起，最好要等到太阳出来时再起床，以保证充足的睡眠。要尽量注意保暖，躲避寒冷，以保养好人体的阳气。在一年四季当中，冬季就相当于一天的夜晚，应该多休息。

晨起可在阳光充足、空气新鲜和避风的地方做一些轻松的运动，千万不要做剧烈运动，以免使皮肤开泄出汗而损耗身体的阳气。也要避免冰霜风寒所伤。尽量不要冬泳，要减少夜生活。

### （六）如何疏通经络气血

中医学认为，经络不通会产生各种疾病，自我按摩是一种很好的保健方法，最简单的方法有以下几种：①头发宜常梳。两手十指稍分开，从前额向上、向后梳头 30 次，每日 1~2 次，可使头部所有阳经通利。②面宜干洗。两手掌搓热后按在面部，向上、向后绕耳后向下按摩 30 次，可疏通面部气血。③腹要常揉。仰卧，左手或右手，以肚脐为中心，随呼吸，顺时针绕 50 次，逆时针绕 50 次。如平时大便偏干，可以顺时针揉 100 次。平时大便偏稀软，可以逆时针揉 100 次。每日揉 1~2 次即可。可调整胃肠功能。④腰部宜常推。身体坐正，用两手掌按搭腰部两侧，由上向下按推 40~100 次，可强壮腰肾。⑤足心宜常搓。以左手心对着右足掌前后搓擦 100 次，再以右手心对着左足掌，前后搓擦 100 次，具有保健作用。

### （七）为什么要爱护牙齿

牙齿是人体骨头外露的部分。中医说"齿为骨之余"，肾脏主管骨骼的发育，肾精充足，骨硬而齿坚。保护牙齿可以防止衰老，对健康大有好处。要保护牙齿最重要的是每天坚持刷牙，此外还要注意：①不嚼冷物，以防止齿松早落。②用温茶水漱口，可洁齿，去秽浊气味。③用青盐细末刷牙，可固齿，止齿缝出血。④食酸味食物后要及时漱口，以防损齿。⑤平时经常上下叩齿，以防止牙齿早脱。

### （八）如何进行身体的养护

养护形体最常用也是最主要、最有效的方法是食养、按摩、锻炼、药浴、气功导引。

民以食为天，好的形体要靠合理的膳食调配，不要吃得过饱或过饥。

按摩有自我按摩和被动按摩。被动按摩包括人力按摩和器械按摩。在没有明显病证的情况下，最经济、实惠的方法是自我保健按摩。也可以定期请按摩师按摩。按摩可以疏通经脉，调理气血，通利关节，平衡脏腑功能，强壮筋骨，增进胃肠功能，从而达到养护形体的作用。

锻炼是人们所公认的养护形体的好方法。锻炼的方法和形式是多种多样的，例如跑步、爬山、举重、游泳、各种球类运动等。不同的锻炼方式，活动强度有很大差别，起的作用也不太一样。因此必须根据年龄、体质选择较为适合的锻炼方式。锻炼必须适度，要因人而异。

## 二、学习中医养生方法

中医养生，就是指通过各种方法颐养生命、增强体质、预防疾病，从而达到延年益寿的一种医事活动。中医养生重在整体性和系统性，目的是预防疾病，"治未病"。

中医养生保健具有丰富的理论基础。《黄帝内经》强调的"精神内守、病安从来"，"志闲而少欲、心安而不惧、形劳而不倦"等，都是中医养生保健的理念。许多医著记载的治疗方法都含有养生的内容。如孙思邈医著中记载的"食疗18方""养生13法"，李时珍的《本草纲目》、万密斋的《医学全书》中都记载了不少养生保健方法，这些在今天仍具有积极意义。

"阴平阳秘"为中医养生的根本。《素问·阴阳应象大论》说："阴阳者，天地之道也，万物之纲纪，变化之父母，生杀之本始，神明之府也。治病必求于本。"这是中医理论的立足点，中医养生也不例外。"阴平阳秘"表明人体是健康的。一旦失衡，便会导致疾病。古语云，"动则生，静则死"，"勤体育则强筋骨，强筋骨则体质可变，弱可转强，身心可以并完"，说明体育锻炼对整个身心健康具有积极的促进作用。

辨体质，调饮食。常言说"药补不如食补"。张仲景曾指出，人体"勿妄服药"，因"药性刚烈，犹若御兵，兵之猛暴，岂容妄发"。另外《千金食治·序论》说："食能排邪而安脏腑，悦神爽志，以资血气。若能用食平疴，释情遣疾者，可谓良工。长年饵老之奇法，极养生之术也。"由此可见养生以食疗为先。药膳在中医养生中具有突出的作用。中医药膳有着悠久的历史，许多中药既是药品又是食品，合理膳食，可以促进身体健康。

中医学一贯强调养心守神的重要性，所谓心神，一是指整个人体生命活动的在外表现，包括生理、病理等反映于体表的象征；二是指思维、意识等精神活动。中医养生强调守神，不论气功还是太极拳，都要求收心，守神而能入静。精、气、神被誉为人身三宝，其中精为最根本的物质基础。故《类经》中说："善养生者，必宝其精。精盈则气盛，气盛则神全，神全则身健，身健则病少。神气坚强，老而益壮，皆本于精也。"非药物疗法是中医健康保健的一大特色，如推拿按摩、刮痧、拔罐、足浴、汗蒸、精油熏洗、玫瑰花浴、穴位埋线等。这些纯天然疗法，越来越受到人们的青睐。

## 三、加强亚健康人群的健康管理

亚健康人群的健康管理方法多样，有生活方式管理、中医药调养以及中医康复理疗等。

### （一）生活有节律

由于社会的发展，工作和生活节奏明显加快，疲劳包括体力疲劳和脑力疲劳。人们应当要学会休息，不要等自觉累了才休息，而是要主动休息。因为休息是使人体从疲劳中得到恢复的最有效、最符合生理要求的一项自我保健术，也就是为健康充电，平时还要学会多观察面色、舌象，因为它们常常可以使我们判断自己的身体状况。

### （二）营养均衡

要适当提高膳食中蛋白质的数量和质量，改变以猪肉为主的动物性膳食结构，增加禽类、水产类、乳类的摄入量，限制过多甜食及脂肪。要提高大豆制品的摄入量，食入必要的碳水化合物。要保证蔬菜的摄入量，确保纤维素及矿物质。食用菌要纳入膳食结构，饮食宜清淡。

### （三）适度运动

"生命在于运动"，保持脑力和体力协调的适宜活动，是消除疲劳、防止亚健康、建立健康生活方式的一个重要因素，具体选择哪一种项目并不重要，贵在坚持，重在适度。

### （四）培养良好的生活习惯

近些年的研究表明，有很多疾病的发生与人们的生活方式有很大的关系，如喜食油腻和甜食，缺少运动等。培养良好的生活习惯能防止亚健康的发生，良好的生活习惯包括：晨间饮一杯淡盐水；每天刷牙 3 次，每次 3 分钟；保持室内空气新鲜；不吸烟，少饮酒及咖啡，多喝茶；午后小睡；经常足浴；保持和谐的性生活等。

### （五）心理健康

精神、心理状态对健康长寿的影响是显著的，要树立"知足常乐""助人为乐""自得其乐"的"三乐"精神，及时调节心理状态，如到公园散步，听音乐，或与别人交谈，甚至到无人的地方发泄一下等都可以，对于不良情绪持续时间过长仍不能自控者，应该找心理医师进行治疗。

### （六）药膳调理

**1. 阴虚者**

①兔肝菠菜汤：兔肝 1 具，菠菜 100g，共煮汤。汤成后放麻油适量。功效：滋补肝肾，滋阴润燥，养血止血，清肝明目。

②调息补益香蜜：核桃仁 50g，五味子 2g。将其洗净，加蜂蜜适量，捣烂成糊，温水冲饮。功效：补肾固精。

**2. 气阴两虚者**

冰糖五果羹：红枣 5 枚，龙眼肉 15g，枸杞子 10g，共煮 10 分钟，稍凉后，把带皮生梨及去皮香蕉切碎，放入温牛乳中，再加入冰糖适量。功效：补虚滋阴润燥，壮腰健肾。

**3. 气血两虚者**

①龙眼枣泥：龙眼肉 30g，大枣 25g，去核，入锅煮沸至 7 成熟，倒入姜汁、蜂蜜及谷麦芽粉，搅匀，略煮成泥状。每天 1～2 次，每次 15g。功效：健脾益肾，滋补心血。

②黄芪乌骨盅：乌骨鸡去毛和内脏，洗净，加浸泡 30 分钟的黄芪共入盅内，加水适量，隔水炖 4 小时即可。功效：补脾益气，养阴生血。

**4. 阴虚者**

①五香羊肉：肥羊肉 500g，煮熟切片，加盐、生姜、大蒜、五香粉及黄酒适量拌匀。功效：温中补虚，开胃健脾，温肾填精。

②韭菜炒虾仁：韭菜 25g，油炒后放入 10g 鲜虾仁，再炒片刻，加少许胡椒粉。功效：壮肾阳，温中散寒，健胃提神。

**5. 肝郁者**

①决明子海带汤：决明子 10g，浸泡后加入海带 35g，入锅加水两碗，小火熬至 1 碗，去渣饮汤。功效：清肝明目化痰。

②菊花茶：菊花 5g，佛手 5g，山楂 15g。加水两碗，小火熬至 1 碗，去渣饮汤。功效：解郁去火。

**6. 痰湿者**

萝卜丝饼：白萝卜 25g，连皮切丝，加入陈皮丝、生姜丝适量及白扁头 50g，煮熟后研成泥，加盐少许，拌成馅，做成饼，锅中放少许油，煎至两面金黄。功效：健胃消食，化痰湿。

**7. 血瘀者**

糖醋猪蹄：猪蹄 1 只，洗净，去毛切块，生姜切片，加糖和醋入锅，先大火煮沸，然后小火煮到猪蹄烂透。功效：散瘀血，补气血，健脾胃。

# 第三节　中医健康管理教育的发展对策

## 一、建设高素质中医药人才队伍

**1. 深化中医药院校教育改革**　深化医教协同，进一步推动中医药教育改革与高质量发展。建立以中医药课程为主线、先中后西的中医药类专业课程体系，优化专业设置和课程设置，增设中医疫病课程，增加经典课程内容，开展中医药经典能力等级考试。强化中医思维培养，让学生早跟师、早临床，将师承教育贯穿于临床实践教学全过程。加大对省局共建中医药院校改革发展的支持力度，推动建设中医药类一流本科专业建设点。加强中医临床教学能力建设，提升高校附属医院和中医师规范化培训基地教学能力。实施卓越中医药师资培养计划。依托现有资源，支持建设一批中医药高水平高等职业学校和专业。

**2. 强化中医药特色人才队伍建设**　实施中医药特色人才培养工程。打造岐黄学者品牌，持续开展岐黄学者培养、全国中医临床优秀人才研修等项目，做强领军人才、优秀人才、骨干人才梯次衔接的高层次人才队伍。建设一批高水平中医药重点学科。构建符合中医药特点的人才培养模式，建立高年资中医师带徒制度，与职称评审、评优评先等挂钩。持续推进全国名老中医药专家传承工作室、全国基层名老中医药专家传承工作室建设，将综合医院、妇幼保健院等医疗机构中医药人才纳入各类中医药人才培养项目。按照"下得去、留得住、用得上"的要求，加强基层中医药人才队伍建设，根据需求合理确定中医专业农村订单定向免费培养医学生规模，在全科医生特岗计划中积极招收中医师。

**3. 完善落实西医学习中医制度**　开展九年制中西医结合教育试点。增加临床医学类专业中医药课程学时，将中医药课程列为本科临床医学类专业必修课和毕业实习内容，在临床类别医师资格考试中增加中医学内容。落实允许攻读中医专业学位的临床医学类专业学生参加中西医结合医师资格考试和中医医师规范化培训的政策要求。在高职临床医学类专业中开设中医基础与适宜技术必修课程。临床、口腔、公共卫生类别医师接受必要的中医药继续教育，综合医院对临床医师开展中医药专业知识轮训，使其具备本科室专业领域的常规中医诊疗能力。加强中西医结合学科建设，培育一批中西医结合多学科交叉创新团队。实施西医学习中医人才专项，培养一批中西医结合人才，建设优质高效中医药服务体系。

## 二、健全中医机构健康服务网络

**1. 做强龙头中医医院** 依托综合实力强、管理水平高的中医医院,建设一批国家中医医学中心,在疑难危重症诊断与治疗、高层次中医药人才培养、高水平研究与创新转化、解决重大公共卫生问题、现代医院管理、传统医学国际交流等方面能够代表全国一流水平。将全国高水平中医医院作为输出医院,推进国家区域医疗中心建设项目,在优质中医药资源短缺或患者转外就医多的省份设置分中心、分支机构,促进优质中医医疗资源扩容和均衡布局。

**2. 做优骨干中医医院** 加强各级各类中医医院建设,强化以中医药服务为主的办院模式和服务功能,规范科室设置,推进执行建设标准,补齐资源配置不平衡的短板,优化就医环境,持续改善基础设施条件。建设一批中医特色重点医院,提升地市级中医医院综合服务能力,支持中医医院牵头组建医疗联合体。

**3. 做实基层中医药服务网络** 实施基层中医药服务能力提升工程"十四五"行动计划,全面提升基层中医药在治未病、疾病治疗、康复、公共卫生、健康宣教等领域的服务能力。持续加强县办中医医疗机构建设,基本实现县办中医医疗机构全覆盖。加强基层医疗卫生机构中医药科室建设,力争实现全部社区卫生服务中心和乡镇卫生院设置中医馆、配备中医医师。实施名医堂工程,打造一批名医团队运营的精品中医机构。鼓励有资质的中医专业技术人员特别是名老中医开办中医诊所,鼓励有条件的中医诊所组建家庭医生团队开展签约服务,推动中医门诊部和诊所提升管理水平。

**4. 健全其他医疗机构中医药科室** 强化综合医院、专科医院和妇幼保健机构中医临床科室、中药房建设,有条件的二级以上公立综合医院设立中医病区和中医综合治疗区。鼓励社会办医疗机构设置中医药科室。

## 三、提升中医健康管理服务能力

**1. 提升中医健康管理服务能力** 彰显中医药在健康服务中的特色优势,提升疾病预防能力。实施中医药健康促进行动,推进中医治未病健康工程升级。开展儿童青少年近视、脊柱侧弯、肥胖等中医适宜技术防治。规范二级以上中医医院治未病科室建设，在各级妇幼保健机构推广中医治未病理念和方法。继续实施癌症中西医结合防治行动，加快构建癌症中医药防治网络。推广一批中医治未病干预方案，制定中西医结合的基层糖尿病、高血压防治指南。在国家基本公共卫生服务项目中优化中医药健康管理服务，鼓励家庭医生提供中医治未病签约服务。持续开展 0～36 个月儿童、65 岁以上老年人等重点人群的中医药健康管理，逐步提高覆盖率。

**2. 增强疾病治疗能力**　开展国家中医优势专科建设，以满足重大疑难疾病防治临床需求为导向，做优做强骨伤、肛肠、儿科、皮肤科、妇科、针灸、推拿及脾胃病、心脑血管病、肾病、肿瘤、周围血管病等中医优势专科专病，巩固扩大优势，带动特色发展。制定完善并推广实施一批中医优势病种诊疗方案和临床路径，逐步提高重大疑难疾病诊疗能力和疗效水平。加强中药药事管理，落实处方专项点评制度，促进合理使用中药。鼓励依托现有资源建设中医医疗技术中心，挖掘整理并推广应用安全有效的中医医疗技术。大力发展中医非药物疗法，充分发挥其在常见病、多发病和慢性病防治中的独特作用。加强护理人员中医药知识与技能培训，开展中医护理门诊试点。

**3. 强化特色康复能力**　实施中医药康复服务能力提升工程，依托现有资源布局一批中医康复中心，二级以上中医医院加强康复医学科建设，康复医院全部设置传统康复治疗室，其他提供康复服务的医疗机构普遍能够提供中医药服务。探索有利于发挥中医药优势的康复服务模式，促进中医药、中华传统体育与现代康复技术融合，发展中国特色康复医学。针对心脑血管病、糖尿病、尘肺病等慢性病和伤残等，制定推广中医康复方案，推动研发中医康复器具。大力开展培训，推动中医康复技术进社区、进家庭、进机构。建设国家中医药综合改革示范区，鼓励在服务模式、产业发展、质量监管等方面先行先试，打造中医药事业和产业高质量发展高地。

**4. 促进和规范中医药养生保健服务发展**　促进中医健康状态辨识与评估、咨询指导、健康干预、健康管理等服务规范开展。推广太极拳、八段锦等中医药养生保健方法和中华传统体育项目，推动形成体医结合的健康服务模式。

**5. 发展中医药老年健康服务** 强化中医药与养老服务衔接，推进中医药老年健康服务向农村、社区、家庭下沉，逐步在二级以上中医医院设置老年病科，增加老年病床数量，开展老年病、慢性病防治和康复护理。推动二级以上中医医院与养老机构合作共建，鼓励有条件的中医医院开展社区和居家中医药老年健康服务。鼓励中医师加入老年医学科工作团队和家庭医生签约团队，在养老机构提供保健咨询和调理服务。推动养老机构开展中医特色老年健康管理服务，在全国医养结合示范工程中培育一批具有中医药特色的医养结合示范机构，在医养结合机构推广中医药适宜技术。

## 四、完善中医健康管理服务体系

**1. 提升中医药参与传染病防治和公共卫生事件应急处置能力** 在传染病防治法、突发公共卫生事件应对法等法律法规中，研究纳入中西医结合、中西药并用、加强中医救治能力建设等相关内容，推动建立有效机制，依托高水平三级甲等中医医院，建设覆盖所有省份的国家中医疫病防治基地，依托基地组建中医疫病防治队伍，提升中医紧急救援能力。

**2. 强化中医药应急救治支撑保障** 加强中医药应急科研平台建设，合理布局生物安全高水平实验室。加大国家中医药应对重大公共卫生事件和疫病防治骨干人才培养力度，形成人员充足、结构合理、动态调整的人才库，提高中医药公共卫生应急和重症救治能力，完善中药应急物资保障供应机制。

**3. 优化中医医疗服务模式** 完善以病人为中心的服务功能，优化服务流程和方式，总结推广中医综合诊疗模式、多专业一体化诊疗模式和集预防、治疗、康复于一体的全链条服务模式。推进智慧医疗、智慧服务、智慧管理"三位一体"的智慧中医医院建设。建设中医互联网医院，发展远程医疗和互联网诊疗，持续推进"互联网＋医疗健康"，构建覆盖诊前、诊中、诊后的线上线下一体化中医医疗服务模式，让患者享有更加便捷、高效的中医药服务。

**4. 深化中医药领域改革。建立符合中医药特点的评价体系** 建立完善科学合理的中医医疗机构、特色人才、临床疗效、科研成果等评价体系，健全公立中医医院绩效考核机制，常态化开展三级和二级公立中医医院绩效考核工作。完善各类中医临床教学基地标准和准入制度，建立完善符合中医药特点的人才评价体系，强化中医思维与临床能力考核，将会看病、看好病作为中医医师的主要评价内容。研究优化中医临床疗效评价体系，探索制定符合中医药规律的评价指标。通过同行评议、引进第三方评估等方式，完善有利于中医药创新的科研评价机制。建立体现中医医院特点的现代医院管理制度，落实党委领导下的院长负责制，推动公立中医医院发展方式从规模扩张转向提质增效和中医内涵式特色发展，运行模式从粗放管理转向精细化管理，资源配置从注重物质要素转向更加注重人才技术要素。建立完善中医医疗质量管理与控制体系，推进中医病案质量控制中心和中药药事管理质控中心建设，构建和谐医患关系，改善中医医务人员工作环境和条件，在全社会营造尊重中医的良好氛围。

**5. 拓展中医药健康旅游市场**　鼓励地方结合本地区中医药资源特色，开发更多体验性强、参与度高的中医药健康旅游线路和旅游产品，吸引境内外消费者。完善中医药健康旅游相关标准体系，推动中医药健康旅游高质量发展。

**6. 丰富中医药健康产品供给**　以保健食品、特殊医学用途配方食品、功能性化妆品、日化产品为重点，研发中医药健康产品。鼓励围绕中医养生保健、诊疗与康复，研制便于操作、适于家庭的健康检测、监测产品及自我保健、功能康复等器械。

# 第十章

# 中医心理健康疏导

中医心理健康疏导是应用中医心理学知识改变患者的认知、情绪、行为和意志，达到消除症状、治疗疾病的一种方法，是具有中国特色的、较为系统的心理治疗方法，是一个多学科交叉的系统工程。早在两千多年前问世的《黄帝内经》等典籍中就已经蕴藏着许多心理疏导和治疗的思想。作为中国本土化的心理治疗方法，中医心理健康疏导从传统医学宝库中汲取大量养分，构建和完善了自己的理论体系。中医强调身体与心理的相互关系，认为情绪和心理状态对身体健康有着重要的影响，现代心理学则对人类心理过程进行了系统的研究和分析。将这两者结合起来，可以为我们提供更为全面和深入的健康管理方法，尤其是通过针灸、中药、心理疗法和饮食调理等手段，我们可以更好地调节身心平衡，提高心理健康水平。

## 第一节　中医心理健康疏导理论

### 一、形神合一论

"形神合一论"是中医心理学的生命整体观，这是中医学整体观念在中医心理学基础理论中的具体体现，也是中医心理学基础理论的指导思想，因此可以看成中医心理学基础理论的基础。神的概念内涵是一元的，即为"生命之主"，但其外延是广泛的，既包括心理方面的，也包括生理方面的。因此这一概念本身，就体现了中医心理学的心理生理统一观。神与形是生命不可缺少的两个方面。从本源上说，神本于形而生，并依附于形而存；但从作用上说，神又是形的主宰。神与形的对立，是生命运动的基本矛盾；神与形的统一，是生命存在的基本特征。神与形的对立统一，便构成了人体生命有机统一的整体。"形神合一论"的具体内容，为中医心理学的身心统一、心理生理统一的基本观点奠定了坚实的理论基础。它长期以来有效地指导着中医的临床实践，并为现代科学进一步弄清生命的本质，以及疾病发生的规律，提供了若干宝贵的线索。

形神，指人的形体和精神。在哲学史上不同的学派对形神关系有着不同的解释，中医心理学中的形与神是一对既对立而又统一的概念，倡导形为神之质、神为形之主的形神合一论。《黄帝内经》在古代整体恒动观的朴素唯物主义和自发辩证法思想指导下，在长期医疗实践经验积累的基础上，通过对人体生理病理的分析，阐明了形与神的辩证关系，不但对中医学的发展做出了贡献，奠定了中医心理疏导的心理、生理整体观，而且也为心理疏导的发展提供了有力的论据。《黄帝内经》把神的概念引入中医学中，用来解释说明人体的生命现象。在充分保留其有关自然界变化莫测规律为神明的同时，还引申出神主宰人体生命活动、反映生命活动规律的生理外在表现以及精神意识思维等内涵，并进行了详细阐发，从而进一步丰富了神的内涵。

首先，中医学认为，凡具有呼吸、语言、饮食、排泄等生命活动者，神便寓于其中，所有生命活动的外在表现，包括脏腑外在的生理功能表现、显露于外的外在征象均属于神的内涵。其次，精神心理活动包括意识、思维、情志与灵感等也是神的重要内涵，它由心所主，以气血阴阳为物质基础，主宰人体生命活动与心理活动。《黄帝内经》以意、志、思、虑、智进行概括，属于精神活动之一。七情的变化根源于脏腑气血的正常活动，也属于心神的体现。中医学中神的含义已经脱离了鬼神信仰的本义，是指整个人体生命活动的外在表现，也称为广义之神。狭义之神是指精神意识思维活动，其基本范畴相当于现代心理学中的心理过程。

中医心理学认为，形为神所依，神为形所主。若形神相合，则生机蓬勃；反之如形神相离，则形体如同行尸走肉而已。同时中医学还认为只有"形体不敝，精神不散"，生命机体才能泰然安和，健康长寿，强调正常的生命应当是"形与神俱""形神合一"。故张景岳说："形者神之体，神者形之用。""人身血气为本，精神为用，合是四者以奉生，而性命周全矣。"所以形与神的统一，是生命特征有机统一整体性的体现，也是中医形神关系的最高境界。由于形神在生理上密切相关，所以二者在病理上亦相互影响，主要表现在形病则神病、神病形亦病等方面。

## 二、心主神明论

心主神明论是中医心理疏导关于心理活动生理机制的阐释。这是在中医理论的指导下，用藏象学说一元化阐述人体复杂生命活动规律的假说，是中医心理学基础理论中的核心理论。所谓神明者，"神"藏于内，"明"显于外，合称神明。心主神明的"神"与"神为形之生"的"神"是一致的。此"神"藏于心，又称为"心神"，是人的生命活动最高主宰，人体的生理活动和心理活动，都是统在"心神"之下的。"心主神明论"认为，人的生命活动最高主宰是"心神"，心理活动也不例外。心神不仅主导脏腑功能活动的协调，而且对客观世界的认识过程、情感过程，以及由之而产生的意志过程，也都是在心神主导之下，以五脏为生理基础而产生的。"心主神明论"不仅是中医藏象学说的重要命题，而且自古以来也深深渗透到中华民族的传统思想和文化中，并成为中医心理疏导心身统一、心理生理统一的一元论的基础。

### （一）心神主导脏腑功能活动

形神合一构成了人的生命，神是生命活动的主宰。《素问·灵兰秘典论》以比拟的手法，形象地用"君相臣使"列举了脏腑的职能，共十二官之职。心因为藏神而位居五脏六腑之首，具有统帅、核心的地位，主宰人的生命活动，故《灵枢·邪客》称："心者，五脏六腑之大主也。"认为人体只有在心神的统领下，才能形成完整协调的藏象体系，维持机体的统一和谐。《素问·灵兰秘典论》还说："凡此十二官者，不得相失也。故主明则下安……主不明则十二官危。"由此可见，"主"之明否，决定全身脏腑的"安"与"危"，强调了心对脏腑功能的统帅作用。

### （二）心神主导人的意识思维活动

人类的意识思维活动，是最高级的生命活动。从广义上讲，它可概括为对客观世界的全部认识过程，以及学习、记忆、观察、想象、思考、判断等能力，并由此而产生的有目的的意识行为，如情感、意志、语言、随意运动等。因此它是与动物有着本质区别的人类特有的心理活动。心主神明论认为，人对客观事物的感知是在心神主导下完成的。《灵枢·五色》曰："积神于心，以知往今。"这里的"知"，实际上就是对客观事物的认知，也就是说，心神主宰人的意识思维活动。中医学认为，心神主宰着"五识"（感觉），而感觉是知觉的基础，是知觉的有机组成部分。但是知觉的产生不只是某种感觉器官活动的结果，而往往是视觉、听觉、嗅觉、触觉等整体活动的反映。知觉也不是各种感觉的简单总和，而是借助于过去的经验，在大脑中综合物体的不同属性、不同部分及其相互关系，形成该物体的完整映像。中医在诊病过程中，通过望、闻、问、切四诊得来的资料，联系起来产生一种综合的整体反映，为辨证分析提供了依据。这样的反映即为知觉，这种知觉是在心神的作用下产生的。

## 三、心神感知论

中医学在"心主神明论"的基础上认为，人的感知活动是在心神主导下进行的。《灵枢·本神》说："所以任物者谓之心。"心之任物功能是指心能反映客观事物，担任与外界事物相接触，并从外界获得信息的功能。正因为神舍于心，心神是人类感知活动的中枢，所以藏象之心才成为反映所感知客观事物的处所。目、耳、鼻、舌、身等五官荀子称"天官"、墨子称"五路"，是5种重要的感觉器官，据此可把感觉分为视、听、嗅、味、机体觉5种。目、耳、鼻、舌、身等多种感觉器官联合作用并经由心神的统合作用产生知觉。中医学认为，虽然五官各由五脏所主，其功能发挥与五脏的生理活动密切相关，但五官的功能活动还必须在心神的作用下，"将审查于物而心生"（《灵枢·逆顺肥瘦》），从而产生各种感觉，即视、听、嗅、味、机体觉等五识。

### （一）心神与视觉

中医称目为精明，是心神感知外界的重要通路。心神通过视觉器官不仅可以分辨客观事物的各种属性，而且也可感知时间、空间和运动。一些古籍中对心神与视觉关系的论述也颇为丰富。《素问·脉要精微论》云："夫精明者，所以视万物，别黑白，审短长。"眼目具有视万物、察秋毫、辨形状、审明暗、别颜色的重要功能，通过这个途径，人才能更好地接触外界事物，了解外界事物，分析外界事物。目与五脏皆有关，《灵枢·大惑论》说："五脏六腑之精气，皆上注于目而为之精。"眼目本身及其周围都布满经脉，使脏腑之精、气、血、津液灌注于目，以保证其功能的正常发挥。

### （二）心神与听觉

耳为听觉器官，用以辨别不同的音质、音量等，并通过经络系统的联系，与内脏关联。《灵枢·五癃津液别》云："耳为之听。"耳通过经络系统的联系，与内脏相关，其中尤与肾、心的关系最为密切。《素问·金匮真言论》说："南方赤色，入通于心，开窍于耳。"又由于"心主血脉""耳得血而能听"，所以听觉功能正常与否与心功能有密切联系。心与耳的关系，不但取决于心所主的血脉能保证耳的听觉，更主要的是只有心主神志正常，才能使肾主耳的功能正常发挥。若"心神不明""神气不行"，则皆可发生听觉的异常。

### （三）心神与嗅觉

鼻作为呼吸的门户，也是嗅觉器官，以分辨臊、焦、香、腥、腐五种气味。《素问·阴阳应象大论》云："肺主鼻。"作为人体有机统一整体的一部分，鼻同样与内脏有直接或间接的联系，其中尤与肺的关系最为密切。中医学认为，鼻是肺所主官窍，鼻的功能正常与否，取决于肺功能是否正常。心与鼻在嗅觉感知上有着密切的关系。《素问·五脏别论》说："五气入鼻，藏于心肺，心肺有病，而鼻为之不利也。"《难经·四十难》则明确地提出了鼻属肺，其用属心的观点。中医学不仅认识到嗅觉是鼻的功能，与肺有关，更重要的是认识到嗅觉感知活动的本质是将鼻所接受的气味刺激反映到心，而由心神作出香臭的判断。

### （四）心神与味觉

舌为味觉器官。根据《灵枢·经脉》的记载，五脏除肺以外，皆通过经络而与舌有着直接的联系。从中医的整体观角度可以认为，舌与全部内脏都有关系。《灵枢·五阅五使》称"舌者，心之官也"。中医学认为，口与味觉亦有关，主要体现于辨别不同食物的味道，归脾所主。脾主运化而开窍于口，饮食口味与脾的运化功能有非常密切的关系。脾气健运才能辨别各种食物的味道，以保证食欲旺盛。如果由于各种原因导致脾失健运，就会出现纳呆食少，口淡无味。但脾作用于口而辨别食物的功能，必须受心神的主宰。由此可见，对味觉的感知是由心脾共同作用而完成的。

## 四、五脏神志论

"五脏神志论"是中医心理学对情感过程的认识。情感过程是由客观现实引起的，包括情绪和情感。情感和情绪的表现是多种多样的，中医心理学将其统称为"七情""五志"，简称为"情志"。"五脏神志论"源自《素问·天元纪大论》，它强调了神志与内脏相关，阐明了神志活动具有脏腑气血生理基础，神志变化是脏腑功能活动的表现形式之一，不仅指出了脏腑功能活动可影响神志的产生和变化，还强调了神志变化对脏腑气血的反作用。

不同的神志变化，虽然与五脏有着某些特殊的联系，但这种联系并非不同性质的精神刺激直接作用于某脏的结果，而是通过心神的调节，使五脏分别产生的不同变化。七情学说的运用不仅强调了心神的主导作用，还提出了神志与五脏相关的观点。这一观点有效指导着临床实践，是与西医学有别的中医特色的体现。

### （一）五神与五脏的关系

五脏与五神的关系是心藏神，肺藏魄，肝藏魂，脾藏意，肾藏志，所以中医学又把五脏称为"五神脏"。神、魂、魄、意、志，是人体的精神意识思维活动，属于心理活动的重要组成部分。五神虽然分属于五脏，成为五脏各自生理功能的一部分，但总统于心。心藏神，是指心能够统领和主宰人体的精神、意识、思维活动。《类经·藏象类》记载："是以心正则万神俱正，心邪则万神俱邪。"心所藏的神，是以心所主的血脉为物质基础的。只有心的功能正常，血脉中的气血充足，心神得到营养，才能保证精神意识思维活动的正常进行。

### （二）五志与五脏的关系

五志与五脏的关系是，心在志为喜，肝在志为怒，肺在志为忧，脾在志为思，肾在志为恐。喜是心情的喜悦，是心对外界信息的反应。正常的心情喜悦，能使气血调和，营卫通利，有利于心的生理活动。如果过度喜乐，就会影响心神，即所谓"喜伤心"。心的功能失常会导致喜的异常，如心的功能亢奋可能出现喜笑不休，心的功能不及就会悲伤不止。怒是人们在情绪激动时的一种情志变化。如果愤怒没有节制，对于人体就属于一种不良的精神刺激，可以使肝的功能失常，气血逆乱。思是思考、思虑，是人体意识思维活动的过程和状态。正常的思考、思虑对于人体的生理功能不会有不良的影响，但是如果思虑过度，就会影响机体的生理功能。脾主运化，化生气血，脾的功能正常，化生气血充足，则思考、思虑等心理活动过程就能正常进行。悲属于正常的心理活动，但是过度忧愁悲伤，就属于非良性的心理活动。悲伤对于人体的影响，主要是损伤肺气。

## 五、人格体质论

人格体质论是在"形神合一"整体观指导下，将人格和体质结合起来认识个性心理特征的。人的个性特点的形成，虽然与后天环境、社会实践和家庭及学校等的影响密切相关，但与先天体质禀赋也分不开。《黄帝内经》中的"阴阳五态人""阴阳二十五人"，都是将人格与体质紧密结合的分型方法。尽管现代医学心理学将人格与体质分割开来，但并不否认生物因素在人格形成和发展中的作用。人格测量可作为判断某种体质倾向的参考。由于不同的体质具有不同的疾病倾向，所以它不仅为中医临床辨证论治提供了"因人制宜"的根据，而且也指导着养生防病方针的制定。因此中医学的人格体质论，不仅保持了中医特色，也有助于现代心理学对人格进行深入研究。

## （一）人格与体质的关系

中医学一贯认为，心理活动是与生理活动相互联系的。从这一原则出发，在研究人格问题时，总是认为一定的人格必然与一定的体质有某种关联。如《灵枢·阴阳二十五人》在研究阴阳二十五人的不同人格时强调："先立五形金木水火土，别其五色，异其五形之人，而二十五人具矣。"提出在探讨人的人格差异时，应以人的体态形色和身体素质为前提。在研究人的勇怯性格差别时，《灵枢·论勇》指出："勇士者，目深以固，长衡直扬，三焦理横，其心端直，其肝大以坚，其胆满以傍。"指出勇敢与怯懦的性格，都是以不同的生理解剖体质条件为基础的。在论述阴阳盛衰和形体胖瘦的性格特点时，《灵枢·逆顺肥瘦》指出，形体肥胖而"贪于取与"性格的人，体质是"广肩腋项，肉薄厚皮而黑色，唇临临然，其血黑以浊，其气涩以迟"。这些论述，都是把人格与体质综合进行考察，把人格与生理功能以及形态结构综合进行分析，这就充分体现了中医形神合一的思想。

## （二）阴阳五行人格体质类型

在春秋时期，就已经有人格分类的论述。《论语·子路》中有"狂狷""中行"的划分，并论述了各自的特征："狂者进取，狷者有所不为"。只有那种"中行"之人才能做到适度，才能符合儒家基本宗旨"中庸之道"的要求。这是最初对于人格的分类。在《黄帝内经》中，对于人的人格体质有比较系统而综合的论述，并且以阴阳五行学说为基础，针对实际情况和具体问题进行了分类。

《灵枢·通天》根据人的先天禀赋不同、体质类型不同以及性格特征等不同，对人格体质类型进行了划分，认为有"太阴之人""少阴之人""太阳之人""少阳之人"和"阴阳平和之人"。

所谓阴阳二十五人，是《灵枢·阴阳二十五人》根据人的先天禀赋而决定的体质不同，运用阴阳五行理论，得出了 25 种人的不同特性。指出其在肤色、体形、性格等方面存在差异，并且根据其不同特点提出了不同的治疗原则。

## 六、阴阳睡梦论

睡眠与梦，是意识状态的不同表现形式，是重要的生理和心理现象。与清醒时意识状态相对者是睡眠。睡眠并非完全失去意识，只是意识的一种状态。梦是睡眠过程中某一阶段的意识状态下所产生的一种自发性的心像活动。睡眠和梦境形成的机制是非常复杂的，曾是古代哲学家探讨的重要问题之一。《黄帝内经》从唯物论观点出发，运用阴阳、脏腑、营卫气血、邪正盛衰的理论对睡眠与梦的形成进行了阐发，后世医家又在此基础上结合临床实践，不断地加以补充和完善，形成了具有中医特色的睡梦观。

### （一）睡眠与阴阳的关系

人类的睡眠与觉醒是交替出现的，受光线、温度等因素影响，一般在白昼觉醒，在夜间睡眠。中医学认为，这是人体阴阳与自然界阴阳相通相应的结果。在一天的二十四小时之中，自然界有昼夜晨昏的固有规律，有阴阳盛衰的不同变化，人体的阴阳盛衰也随其变化而变化。阴阳学说认为，日昼为阳，平旦之时阳气初生，日中阳气隆盛，所以从平日至日中为阳中之阳，日中之后，阳气逐渐衰减，所以日中至黄昏之时为阳中之阴。黑夜为阴，黄昏之时阴气初生，以后阴气逐渐旺盛，所以合夜至鸡鸣之时为阴中之阴；鸡鸣以后，阴气消减而阳气产生，所以合夜至鸡鸣之时为阴中之阳。自然界的阴阳盛衰变化是如此，人体的阴阳盛衰变化也是如此。

人体顺应自然界也有阴阳盛衰的周期性变化，并有睡眠和觉醒的生理现象。如果人体违背这个规律，就会发生疾病。正如《素问·生气通天论》指出的："平旦人气生，日中而阳气隆，日西而阳气已虚，气门乃闭。是故暮而收拒，无扰筋骨，无见雾露。反此三时，形乃困薄。"意思是说，平坦的时候，人体的阳气开始生发，日中的时候阳气最为隆盛，太阳偏西的时候阳气已经衰减，汗孔就闭合了。因此，夜幕降临时应当深居简出，不要进行剧烈运动，以免扰动筋骨。违背这一规律，形体就会困顿而被外邪侵袭。

## （二）睡眠与营卫气血的关系

中医理论认为，人的睡眠和觉醒与营卫气血的运行有密切关系。营气和卫气的周期性运行，是人体阴阳出入的物质基础。卫气属阳而主表，运行于脉外；营气属阴而主里，运行于脉中。二者贯穿于阴分阳分，环周不休而没有尽头。其中卫气的运行与睡眠的关系更为密切。《灵枢·营卫生会》记载："营在脉中，卫在脉外，营周不休，五十而复大会，阴阳相贯，如环无端。卫气行于阴二十五度，行于阳二十五度，分为昼夜，故气至阳而起，至阴而止。"意思是说，营气在脉中运行，卫气在脉外运行，二者营运周流不息，一个昼夜各自运行五十个周次而重新会合一次，营气卫气贯穿于阴分阳分，如环无端。卫气在夜间行于阴分二十五个周次，在白昼行于阳分二十五个周次，卫气运行于阳分时人就觉醒而起床活动，卫气运行于阴分时人就进入睡眠状态。夜半时分营气与卫气重新会合，人处于睡眠之中，此状态为合阴。到平旦之时，阴气消尽而阳分接受卫气，照这样循环往复，没有尽头。人体的阴阳盛衰变化以及营气卫气的运行，与自然界的阴阳盛衰变化保持一致。

## （三）睡眠与脏腑的关系

睡眠与人体的心、肝、脾、肾关系密切，其中与心神的关系最为密切。各脏腑功能活动直接作用于精神意识思维活动和情绪变化，从而影响睡眠。同时脏腑功能活动与阴阳、气血、营卫的盛衰及运行密切相关，也会影响睡眠。张介宾在《景岳全书·不寐》中记载："盖寐本乎阴，神其主也，神安则寐，神不安则不寐。"心主血脉而藏神，心气旺盛，气血充足，则心神安居其中，白天精神清爽而夜间安睡。如果心的气血不足而心神失养，则白天精神萎靡而夜间睡眠不安。另外，其他脏腑功能正常与否也会影响心神，从而决定睡眠是否正常。例如，脾胃为气血生化之源，又能统摄血液。血液为水谷精气所化生，总统于心而生化于脾。因此，脾气旺盛，化源充足，气血充养于心神，则"昼精夜瞑"。如果脾胃功能失常，或其他原因使气血不足，营卫失常，必然影响心神而导致睡眠障碍。

# 第二节　中医心理健康疏导方法

　　情志疗法属于心理治疗，它是中国人最早的心理疗法。人类的情绪有好有坏，行为有常有异，它影响着人们的身心健康。情志疗法主要是对情绪和行为的调节与控制，可以是医生对患者实施心理治疗和行为矫正，也可以是个体用来实施自我调节和自我保健。它是医生和心理学家运用中医情志学说或心理行为学理论和方法治疗患者心理疾病和心身疾病，促使其心身状态向健康方向发展的过程。另外，中华典籍《黄帝内经》提出了多种情志调摄疗法。所谓情志调摄即心理治疗，也是中国最早的心理疗法。个体的身心状态与情志活动有着密切的关系，有意识地调摄情志活动和治疗情志疾病，对于心身健康是非常有利的。

　　中医文献中明确提出"情志"名称者，乃明代著名医家张景岳。他在《类经》中谓："情志之伤，虽五脏各有所属，然求其所由，则无不从心而发。"并首列"情志九气"，提出情志病的疾病类别。中医学的情志理念是从《黄帝内经》的七情与五志发展而来的，东汉张仲景在《金匮要略》中记载了诸如百合病、梅核气、脏躁等情志病的辨治。宋代陈无择根据《素问·举痛论》所论九气病证，首倡七情内伤病因论，将七情内伤作为独立的致病因素加以讨论，提出三因学说，并将这种见解和思维模式推广于各种疾病的诊治之中。

## 一、情志相胜法

　　情志相胜法是中医较为典型、较为系统、较为突出的一种心理治疗方法，体现了东方传统文化的特点。情志相胜法源自《黄帝内经》的七情，即"喜、怒、忧、思、悲、恐、惊"。其将中医心理学的七情按中国哲学的五行归纳，成为以五脏为生理基础的五志心理活动，即"五志藏象学说"，喜藏于心，怒藏于肝，忧藏于肺，思藏于脾，恐藏于肾，进而根据五行相生相克原理提出了五行相生疗法。《素问·阴阳应象大论》和《素问·五运行大论》皆提出"怒伤肝，悲胜怒""喜伤心，恐胜喜""思伤脾，怒胜思""忧伤肺，喜胜忧""恐伤肾，思胜恐"的理论。"五志相胜疗法"运用五行相生相克的原理来治疗异常情绪、不良心理和行为活动，以达到五志的相互协调和心身健康。

### （一）治疗原理

情志相胜疗法是医生有意识地激起患者一种暂时的情志，去战胜、制止、克服另一种偏激的情志，使机体恢复平衡，从而达到治疗疾病的目的。该疗法是以五行相生的原理为指导，治疗因情志过极、脏腑功能紊乱而产生的神情病证的一种方法，其与五行存在着联系。肝属木，在志为怒，怒息则肝泰。心属火，在志为喜，喜悦则心和。脾属土，在志为思，思静则脾健。肺属金，在志为忧，忧解则肺舒。肾属水，在志为恐，恐安则肾荫。

与中医所说的"神为形之主，形为神之宅"一样，五志为主，五脏为宅，"五主"（喜、怒、忧、思、恐）在其正位，安其"五宅"（心、肝、肺、脾、肾），活动适度，功能正常，犹如主人"安其居则乐其业""在其位则谋其政"，从而使心身活动与机能处于最佳状态，达到心身健康的目的。相反，五志失调则会危害健康，导致疾病的发生。

### （二）适应证

适用于癫、狂、痫、惊恐、喜笑不休等证，是中医学独特的心理疗法。

### （三）注意事项

人的七情五志适度者不可视为病态。如常态情志，遇可心之事欣然而"喜"，见不平之事愤然而"怒"，闻伤心之讯泣然而"悲"，逢惊怖之事惕然而"恐"，对亲者"快"而对仇者"痛"，对善者"爱"而对恶者"憎"，有朋自远方来不亦"乐"乎，若友远去岂不"思"乎，等等，此乃人之常情，非病态之征，无须实施此疗法。

## 二、移精变气法

"移精变气"也称"移情易性"，是指医生运用各种方法转移和分散患者精神意念活动的指向，即通过排遣情思，改变心志，以缓解或消除由情志因素所引起的疾病的一种心理疗法。"移精变气"一语出自《素问·移精变气论》"古之治病，惟其移精变气"。古代医家是以移易、变更其精神意念活动的方式，促使患者精神康复来达到治疗的目的。清代高士宗则从"导引谓之移，振作谓之变"的角度，说明可采用情志导引、振奋精神等方法改易心志，排遣情思。由此可见，此疗法早已被历代医学家实践和运用于临床。

### （一）治疗原理

"移精变气"作为中医心理治疗的主要内容之一，是在中医"形神合一"思想的指导下，通过"治神以动其形"而产生积极的心理治疗效应。

心理学理论告诉我们，人的注意可分为有意注意、无意注意。医生可以调动患者的有意注意，也可以利用突然的、意外的刺激使患者产生无意注意，以此改变患者原来的注意中心。这一方法适用范围较广，可用于因过分注意而产生的病态行为。由于患者过分关注自己的病痛，以至对疾病的治疗、康复产生障碍。移精变气疗法强调采取积极的调摄方法去解脱各种恶劣情绪、消极情感的困扰，改变和转移其意念活动的指向，克服个性中不适应社会环境的心理倾向，而并不是要求人们去压抑自己的情绪或情感活动，也并非改变其独立的个性，因此，凡能移情易性的方法都可根据病情和心理变化而灵活运用。

### （二）适应证

考试综合征、严格管束引发的反抗性焦虑症、恐惧症、学习逃避症、癔症、强迫性神经症、单相思、恋爱挫折综合征、大学生常见的心理障碍、网络综合征等。

### （三）治疗方法

《续名医类案》曰："虑投其所好以移之，病则自愈。"《北史·崔光传》曰："取乐琴书，颐养神性。"吴师机《理瀹骈文》也指出："七情之病者，看书解闷，听曲消愁，有胜于服药者矣。"一般常用的方法可分为精神转移和情志导引两大类。

精神转移法是将患者的精神意念活动从疾病的中心和内心思虑的焦点上转移、分散至其他方面，以缓解或消除因过分关注躯体某些部位的不适而产生的病态条件反射，以及因过分注意某事而产生的病态行为，从而促使疾病康复。

情志导引法是通过指导患者进行呼吸吐纳锻炼，或配合一些动作来引导和控制其精神意念活动，达到移精化气的治疗目的。这种方法一般不借助于外界事物来转移患者的注意力，多以"导引"的方法移情易性，故称为"情志导引"。

### （四）注意事项

第一，移情并非让人压抑自己原先的情绪和情感的活动，而是要改变其心理活动的指向性。比如对陷入单相思而苦恼的人来说，要使其恢复往日的快乐，就必须使自己的思绪从所想的对象转移到其他的活动中去，否则难以摆脱单恋之苦。

第二，易性绝不是要人们取消或放弃自己原先独立的个性，而是要克服和改变消极情绪，或脱离原先的恶性刺激。比如一个常有孤独感的人要解脱孤独感，就要克服不合群的心理障碍和改变封闭的生活方式，扩大自己的人际交往范围，否则难以走出孤独。

## 三、宁神静志法

宁神静志疗法就是通过静坐、静卧或静立以及自我控制调节等，达到"内无思想之患，外不劳形于事"，以一念代万念，抛弃一切恩怨慕恋，使精神清静宁谧，病痛弃之脑后，使真气自然从之，病气逐渐衰去。

它在医疗实践中有两种作用：一是强壮正气，防病保健；二是增强抗病能力，祛病除疾。所谓"静则神藏，躁则消亡"，意思是说一个人的神志保持安宁，就能少生疾病，健康长寿；即使患病，亦易治疗，恢复健康也比较容易。这是神能收藏的缘故。反之，如果躁动不安，就容易得病，而且疾病也不易治愈。

这一方法，有病可以治病，另外对思虑劳神过度所引起的疾病及慢性病的恢复期也有非常好的疗效。无病亦利养生，是人们在紧张的工作和学习之余，用来自我心理调节、修身养性的一种方法。

## （一）治疗原理

宁神静志疗法类似气功吐纳中的静功，二者都是通过意念为主导下的姿势调节、呼吸锻炼、身心松弛等，使注意力及想象力高度集中，最终使意与气合，气与神合，超脱入静，从而治疗和预防某些疾病，益寿延年。

这一疗法具有浓厚的东方色彩，并包含了不少佛教、道教思想。如佛教中的修心坐禅，就是一种最为典型的宁神静志法。少林寺住持德禅法师在谈到坐禅的作用时说：我们学习达摩面壁，每天面壁静坐，佛教称为坐禅，有类似气功的静功。一旦入静，杂念尽除。从医理上说，这时气血调顺，心平气和，呼吸均匀，经络疏通，自然可达到增强体质、防病治病、延年益寿的目的。实验表明，当人进行静默练习之后，精神上的放松可导致一系列生理的改变，最明显的是心跳和呼吸频率变慢，肌肉紧张度和氧消耗下降，血脂也会下降。高血压的人血压下降，而正常人的血压不会改变。这种变化表明，宁神静志能给人的健康带来了很大的益处。

## （二）适应证

临床有些疾病是因患者神浮气躁导致的，而单纯采用药物治疗往往难收良效，可配合静心宁志法，引导患者放松精神、意守丹田、消除杂念、内敛精气。如功能性遗精，多因心欲暗动，相火亢盛，扰动精室所致，可引导患者平静心思，远离女色，清心寡欲，内制相火，收敛精气而疗之。其他如紧张性头痛、腹泻、胃痛等都可配合此法治疗。

## （三）治疗方法

静心宁志可以概括为四步：打坐正身、入静收心、意念循行、意守丹田。打坐正身讲究姿势正确，安稳协调，身体端正，两侧对称，四肢自然，目不斜视，耳无外听。入静收心为静心宁志之首要功夫，要静居一处，收心与内，排除杂念，使杂念归于正念，由正念而止念，由止念而无念，争取"一念不生，寂然不动"。意念循行系入静后使意念沿督脉而上，再循任脉而下，此阴阳两脉有助于调和气机，使阴平阳秘，意守集中。意守丹田指依次止念于上、中、下丹田，凝神安息，心目内住，达到超然。

具体方法如下：于清晨或晚间，选择一个清静的环境，坐在一个舒适的位置上，双手自然置于两膝，闭上双眼，使自己安静下来，产生一种即将入睡的意向。放松全身肌肉，从足部开始向上直到面部。用鼻进行有意识地呼吸，呼气时默念"一"。呼吸时注意自然放松，保持一定节律，持续 10～20 分钟，睁眼看一下时间。不可使用闹钟或其他装置。然后再闭目静坐 5～10 分钟，试着排除一切思虑。不要刻意追求练习马上获得成功，而应采取听其自然的态度，按进度练习，每天 1～2 次。练习中如果思想分散，应力图把注意力集中到一点上。实践证实，绝大多数人练习后都会感到心情平静，精力充沛。

### （四）注意事项

在安静的地方静心宁志，不受心神烦乱的干扰。运用心理手段，比如数数帮助意念集中。不要急于追求成功，要从心理上抱有让其自然发生的态度。用舒适的方法坐着，最好不要躺着，因为躺下时有可能睡着。

## 四、暗示诱导法

暗示疗法是指在临床中医生或者心理医生借助语言、文字、手势、表情、情景、器械和暗示性药物等手段，对患者的病理心理和躯体障碍实施积极的心理暗示，以达到治疗身心疾病的目的。此疗法的核心是暗示。所谓暗示，是施术者用含蓄或者间接的方法，使某种信息对受术者的心理、生理和行为产生影响，从而使受术者按照一定的方式行动或接受某种信息与意见。暗示成功与否，不仅取决于暗示实施者的权威性，如医生对患者的治疗暗示，而且取决于暗示接受者的暗示性，如患者接受医生暗示的能力。一般来说，个性弱、知识少、女性易于接受暗示。

## （一）治疗原理

暗示是通过人的意识发生作用的。弗洛伊德比喻说，意识如同一座冰山，显性意识是冰山浮出水面的部分，潜性意识是冰山没入水中的部分，冰山隐没的部分比显露的部分大得多，潜性意识的能力也比显性意识大得多。显性意识和潜性意识是一个整体，两者互相影响，又往往联合起来进行工作。显性意识所获得的印象、概念以及思考的成果都进入潜性意识中记忆储存，当需要信息时，显性意识又从潜性意识中提取出来应用。要想调动潜意识的功能以服务人生，就必须避开思考的干扰。这种避开接受示意对方的思考功能而影响其潜意识的现象就是暗示。

## （二）适应证

此法广泛适用于癔症、强迫症、神经衰弱、疑病性神经症、抑郁症等。

## （三）治疗方法

**1. 自我暗示法** 通过想象等意念活动，以塑造某种意识形象，或进入某种情境，由心理而影响其生理，从而达到防病治病的目的。《素问·遗篇·刺法论》所载的"存想五气避疫法"就是自我暗示法。想象五脏健康之气，以调动人体正气抵御疫邪。日常生活中，经常暗示自己年轻、无病、健康者，可有治疗之效。

**2. 他人暗示法** 主要由心理医生或医生进行心理诱导，或借助周围情景给患者以某种暗示，从而达到积极的治疗作用。医生的言谈举止、神态表情等均可起到某种暗示作用，对患者产生心身方面的影响。他人暗示有正反两方面的作用，凡有利于疾病治疗和康复者，属积极暗示，反之属消极暗示。

**3. 言语暗示法** 医生的思想可以通过"言语"暗示给患者，从而影响患者的心理活动，改变其病理状况。医生对患者疾病的解释、说明，以及对治疗和自我保健的叮嘱，使患者感到症状好转，都是言语暗示的结果。古代著名医学家张景岳利用患者惧怕针药的心理特点，采取口说病情严重，必须服吐下药、针灸数十百处的暗示方法，治愈了被称之"诈病"（相当于"癔症"）的病证。

**4. 借物暗示法**　中国古代有"借物疗心病"的暗示医案。对于某些顽固性疑心病，采用正面开导说明道理往往无疗效，甚至会引起反感。此时应顺意使用药物或针灸治疗患者所相信存在的"病灶"，解除患者的疑团而治愈疑心病。针药是幌子，真意是治心。

### （四）注意事项

应用借物暗示时必须认清病情，谨慎从事，切不可令患者看出任何破绽，否则就难以收到理想的效果。医治者必须取得患者的充分信任，理解患者的感受与想法，然后再根据患者的具体情况，选择合适的暗示方法。

## 五、顺情从欲法

顺情从欲疗法，也称为顺意疗法或顺志疗法，其名称取自《素问·阴阳应象大论》"从欲快志于虚无之守"。其本义乃顺势利导，是指顺从患者的意念、情欲，满足患者的心理需要，以治疗患者心理病因的一种方法。人的需求满足与否，会直接影响人的情绪行为和气血运行。必要的生活欲望不能得到满足，不仅影响正常的生理活动，甚至会导致病变。顺情从欲法就是顺从患者被压抑了的情绪、意志，满足患者的身心需要，使其心情舒畅而治愈疾病，它是我国古代医家历来强调的一种心理疗法之一。

### （一）治疗原理

《荀子·荣辱》指出，每个人的基本欲望是与生俱来的。物质决定精神，对于必要的生活欲望不能得到满足所导致的神情病变，只是劝说开导、移情易性是难以解除的。《灵枢·师传》中说："未有逆而能治之也，夫惟顺而已矣。百姓人民，皆欲顺其志也。"所谓顺志疗法，就是通过满足人的意愿、感情和生理需要，来达到祛除心理障碍的方法。例如"食色性也"，如果一个人的温饱等生理需求得不到满足，就很难有良好的心境，而性欲与爱等心理需求得不到满足时，就可能出现头痛、月经不调和烦躁等情绪不稳等症状。因此，饥而欲食、寒而欲衣、疼痛欲医、恶死乐生都是人类的一般正常生理和心理需要。

## （二）适应证

清代赵濂在《医门补要·人忽反常》中说："凡七情之喜惧爱憎，怡乎居室衣服，饮食好玩，皆与平昔迥乎相反者，殆非祸兆，即是病机。他人只可迎其意而宛然劝解，勿可再拂其性而使更剧也。"一切因某种原因患者的生理或心理渴求与欲望，衣、食、住、行等生活必要的物质需求，爱情、婚姻、家庭、就业等没有得到满足而引起的疾病，均为本法的适应证。

## （三）治疗方法

**1. 心理反佐法** 指在某些方面顺应当事人意愿，给予适度心理满足，以辅助心理治疗的方法。当患者心理阻抗严重时，往往会出现"拒医"现象，为减轻阻抗，获得患者接纳，并切入其症结，可采取心理反佐法。心理反佐法形式多样，治疗初期凡能使患者感受到一定效果，能使其产生良好心理体验，并能引导治疗深入的方法都可作为反佐法使用。

**2. 倾听法** 在沟通的过程中，"听"和"说"是一个整体，两者密不可分。作为医生，善于倾听是高素质的表现。

患者在患病的状态下，身体功能发生了变化，心理也随之产生变化。尤其是慢性病患者，疾病不仅给患者带来了身体上的不适和痛苦，也会让患者变得敏感、情绪低落和烦躁等，同时也会让患者的家庭关系和社会关系充满压力。患者需要通过倾诉缓解身体和心理的痛苦。

作为医生，倾听患者倾诉是治疗的一部分，不仅有助于采集信息，做出正确判断，更有利于疾病的治疗。

## （四）注意事项

对患者的欲望应加以分析，合理的欲望，客观条件允许时，应尽力满足其所求。例如创造条件改变其所处环境，或对其想法表示同情、理解和支持等。此疗法有较普遍的适用性，对那些因外界条件所限，或个人过分压抑，胆怯、内向而愿望难遂、积忧成疾的心身病证患者来说，尤为适宜。需要注意的是，要看是否合情合理，是否符合人的正常需要。

## 六、音乐疗法

战国时代的公孙尼在《乐记》中说："凡音之起，由人心生也，物使之然也。"明代张景岳在《类经附翼》解释说："乐者，音之所由生也，其本在人心之感于物。"这就是说，音乐首先感受于人心，而心在中医生理学中又主宰着人的神与志，一曲活泼欢快的乐曲能使人振奋精神，激发情趣；一首优美雅静的乐曲能让人畅志抒怀，安定情绪。而一曲悲哀低沉的哀乐，却能催人泪下，使人悲切不已。这就是所谓外因通过内因来调节心理上的不平衡状态。因此，音乐对于人的心理具有调节作用，可以改善人的精神状态，起到预防、治疗某些心理情志疾病的效果，用音乐减轻或消除患者病痛的方法称为音乐疗法。

### （一）治疗原理

**1. 振动协调** 人体由许多有规律的振动系统构成，人的脑电波运动、心脏搏动、肺的收缩、肠胃的蠕动和自主神经活动都有一定的节奏。当人患病时，体内节奏处于异常状态，选择适当的乐曲，借助音乐产生的和谐音频，可使人体各种振频活动协调，从而促进患者恢复健康。

**2. 按摩刺激** 声波所具有的特殊能量，传入人体后，可使细胞发生和谐的同步共振，可直接对细胞起到一种微妙的按摩作用，增进细胞的新陈代谢，促进内分泌系统释放出多种生理活性物质，达到治疗疾病的目的。

**3. 宣泄能量** 现代生活节奏快，对人的要求不断提高。人的身心长期处于应激状态，便会导致身心疾病的发生。音乐和唱歌，可以宣泄压力，消除紧张情绪，治疗疾病。

**4. 沟通桥梁** 疾病往往使人不同程度地与外界交流减少，使人产生孤独感和不安全感，情绪和精神受到损害。音乐作为一种手段，可以起到沟通交流的作用，减少孤独感和不安全感，达到治疗的目的。

**5. 激发阳气，打通经络** 欣赏音乐可使人进入一种特殊的"气功状态"。适当的音乐，可使人的心境净化，达到较高的入静状态，从而激发阳气，打通经络，实现治疗疾病、保健身体的目的。

## （二）适应证

音乐疗法适用于神经症、精神类疾病、心身疾病、各类行为问题、社会适应不良等病证。

## （三）治疗方法

中医的音乐疗法是根据宫、商、角、徵、羽5种民族调式音乐的特性与五脏五行的关系来选择曲目，入行治疗。如宫调式乐曲，风格悠扬沉静，淳厚庄重，犹如"土"般宽厚坚固，可入脾；商调式乐曲，风格高亢悲壮、铿锵雄伟，具有"金"之特性，可入肺；角调式乐曲构成了大地回春、万物萌生、生机盎然的旋律，曲调亲切爽朗，具有"木"之特性，可入肝；徵调式乐曲，旋律热烈欢快，活泼轻松，可构成层次分明、情绪欢畅的感染气氛，具有"火"之特性，可入心；羽调式音乐，风格清纯，凄切哀怨，苍凉柔润，如天垂晶幕，行云流水，具有"水"之特性，可入肾。

**1. 正角调式**　角为春音，属木主生。正角调式能促进全身气机的展放，调节肝胆疏泄，兼有助心、疏脾、养胃的作用。用于养生保健，可养肝畅气，肝不足者，春季宜多听；用于练功，可促进经脉的疏通；用于脑力劳动，可提神醒脑，困倦而又必须继续工作时宜听；用于体育运动，可提高兴奋性，赛前竞技状态较差时，可边做准备活动边听。用于治疗，则可防治肝气郁结、肝气犯胃、肝气犯脾、胁胀胸闷、食欲不振、嗳气泛酸、腹痛泄泻、性欲低下、月经不调、胆小易惊、心情郁闷、精神不快、烦躁易怒等病证。

**2. 正徵调式**　徵为夏音，属火主长。正徵调式能促进全身气机的提升，调节心脏功能，兼有助脾胃、利肺气的作用。用于养生保健，可养心阳、助心气，夏季宜多听；用于练功，可促进气血运行；用于脑力劳动，可振奋精神，提高效率，注意力不集中时宜听；用于体育运动，可激发斗志，提高兴奋性，准备活动后期至出场参赛前宜听。用于治疗，可防治心脾两虚、中气下陷、内脏下垂、头晕目眩、神疲力怯、神思恍惚、心悸怔忡、胸闷气短、情绪低落、形寒肢冷等病证。

**3. 正宫调式**　宫为长夏音，属土主化。正宫调式能促进全身气机的稳定，调节脾胃升降，兼有保肺气、利肾水的作用。用于养生保健，可调和脾胃，脾胃较弱者，长夏宜多听；用于练功，可平和气血，促进入静；用于脑力劳动，可稳定心静，深思熟虑、缜密思考时宜听；用于体育运动，可提高稳定性，对于需要发挥技巧的比赛项目，赛前过度紧张，心理不稳定者宜听。用于治疗疾病，适用于脾胃虚弱、升降紊乱，恶心呕吐、腹泻、饮食不化、脘腹胀满、消瘦乏力、神衰失眠、肺虚气短、小便短少等病证。

**4. 正商调式**　商为秋音，属金主收。正商调式能促进全身气机的内收，调节肺气的宣发和肃降，兼有保肾抑肝作用。用于养生保健，肺气较虚者，秋季宜多听；用于练功，可促进聚气贮能；用于脑力劳动，可宁心静脑，对于用脑过度、兴奋不已、不能自控者宜听；用于体育运动，可降低兴奋性，在运动后需放松并消除疲劳时宜听。用于治疗疾病，适用于肺气虚衰、气血耗散、自汗盗汗、咳嗽气喘、心烦易怒、头晕目眩等病证。

**5. 正羽调式**　羽为冬音，属水主藏。正羽调式能促进全身气机的下降，调节肾与膀胱的功能，兼有助肝阴制心火的功效。用于养生保健，肾气较虚者，冬季宜多听；用于练功，可促进贮能化精和丹田运气；用于脑力劳动，可安神，对于大脑疲劳、气血上冲、头涨脑热、难以入眠者宜听；用于体育运动，可抑制兴奋，对于赛后休整、减少能量消耗、恢复体力时宜听。用于治疗疾病，适用于咳喘呕逆、虚火上炎、心烦失眠、夜寐多梦、腰酸腿软、性欲低下或阳痿早泄、肾不藏精或小便不利等病证。

## （四）注意事项

**1. 适时适地听音乐**　在早晚起床或就寝时，可以用养生音乐作为背景音乐；亦可在闭目养神时静心体味音乐。在欣赏音乐时，最好离开音响设备2m左右，并且置身于音响的正前方，这样可以比较好地接收音乐声波且左右均衡，对听觉最有利。

同时音量要适当。音量的大小，对人体的按摩作用不大。如果声音大到脏腑有感觉的话，人的耳朵会吃不消的。所以，应以最佳听觉感受来听音乐。

**2. 睡眠音乐的选择** 在选择睡眠曲目时，除一般催眠曲必须具备的要素外，还要注意旋律的美感，最好选择音量、节奏、情绪渐缓的曲子，这样催眠的效果更好。睡眠音乐应在入睡前播放，播放时间酌情而定，长短不拘，不要戴着耳机入眠。注意控制音量低于一般音乐，以45分贝以下为宜。为提高睡眠质量，入眠之后不要停止播放，最好再持续一段时间，音乐结束后让录音机自动停止。

**3. 听音乐禁忌** ①空腹忌听进行曲。人在空腹时，饥饿感很强烈，而进行曲具有强烈的节奏感，加上铜管齐奏的效果，往往会加剧饥饿感。②就餐忌听打击乐。打击乐一般节奏明快，铿锵有力，音量很大，吃饭时欣赏，会导致心跳加快、情绪不安，从而影响食欲，有碍食物消化。③生气时忌听摇滚乐。人生气时，情绪易冲动，常有失态之举。若在怒气未消时听到疯狂而富有刺激性的摇滚乐，无疑会火上加油，助长人的怒气。

## 七、认知疗法

关于认知，从信息加工角度来说，是指信息为人接收之后经历的转换、合成、储存、重建、再现和使用等加工过程。从社会心理学角度来说，认知是指个体对他人、自我、社会关系、社会规则等社会性客体和社会现象及其关系的感知、理解的心理活动，即社会认知。认知行为疗法形成于20世纪70年代，来源于西方的认知治疗技术，最早由贝克提出。中国心理学家和医学家根据中国人的心理特点将认知疗法改编为认知重建疗法。此疗法主要是治疗患者的极端认识、错误观念和病态思维，以达到重建正常思维和合理认识的目的。

### （一）治疗原理

认知即认识，是人们应用感觉器官和理性思维对外界事物事件、人与自我行为等的反映。这种反映有正确的也有不正确的，其感觉内容有健康的也有不健康的，其思维特点有合情合理的也有极端偏激的，其功能效果有对心身产生积极作用的也有产生消极影响的。认知重建疗法是通过医生或患者自己运用心理学的理论和方法来改变病理思维，消除不健康的认识和观念，重新塑造和建立新的健康思维和认识，使其在重建认知的过程中改变过去由不良认识所引起的病理性心理和行为以及躯体疾病。

### （二）适应证

一般说来，求职者的主要问题若与非功能性的认知有关，则是根据异常认知而形成的，如对人的偏见、对自己的自卑、对事情抱有错误或消极的态度等等，均适合运用认知疗法来进行治疗。在临床上，认知疗法适用于各种神经症，但主要用来治疗抑郁症，尤其是单相抑郁症的成年病人。也可作为神经性厌食、性功能障碍和酒精中毒等的治疗，还可治疗焦虑障碍社交恐怖、偏头痛、考试前紧张焦虑、情绪激怒和慢性疼痛病人。

### （三）治疗方法

**1. 认知分析法**　由医生或心理医生引导患者去寻找自己认知活动中的种种感觉、思维和观念，并用理性分析和评价的方法，先由患者自我分析和评价其哪些认识是正常的，哪些认识是不正常的甚至是病态的，然后再由医生对患者的认识做分析和评价，最后由医生用诊断性的语言为患者的认识做出分析结果和评价结论，要求患者对此结论认同和接受，以便配合医生做进一步的认知治疗。这是激发患者治病动机和行为的必要前提和心理准备。

**2. 认知改造法**　由医生指导患者在肯定自己已有的正确认识的基础上，把自己的诸多错误认识加以改造，并一一回归为正确的认识。要求患者从偏激和极端的立场走向适中和常规的立场，改变患者对某些问题的看法。例如，"这次事件对我是灾难性的打击，我丝毫不能忍受这样的失败，我再也无脸见人了"，将这样的极端认识改变为"这件事对我打击很大，但也并非灾难性的，在人生的道路上失败是难免的，失败了并不可怕，没什么丢人之处，我应该及时吸取教训，振作起来去重新努力，就一定能够取得成功"。

**3. 认知强化法**　医生用患者已经改造过来的新的正确认识和合理观念教导患者，或患者自己这样做，不断地默念或自我劝慰，使新的认知牢固地树立起来，成为自己今后行为向好的方面努力、心身朝健康方向发展的指导思想。认知重建之后，关键在于行动，巩固新观念，实践新想法，追求新目标。

## （四）注意事项

此疗法适用于各种病理性感受和思维，各种消极和偏颇的认知，各种错误和有害的自我评价，以及各种负性情绪后面潜在的不良观念，它对偏执型人格障碍、强迫型人格障碍、抑郁症、焦虑障碍、惊恐障碍、恐惧症、强迫症、药物滥用及各种躯体障碍均具有较好的治疗效果。但对于精神病和因脑器质性病变引起的认知异常者不宜实施此疗法。

# 第十一章

# 中医健康管理的适宜技术

## 第一节　针刺

针刺技术又称针法或刺法，是指各种不同针具的操作技术方法，主要包括毫针、三棱针、皮肤针、皮内针、火针、芒针等操作技术。

### 一、毫针刺法

毫针是临床最常用的针具，其技术方法可分为毫针刺法和针刺手法两大部分。毫针刺法以毫针基本操作技术为主，包括针具选择和质量检查、针刺前准备、进针、行针、留针和出针，以及针刺操作过程中可能出现的异常情况及处理等内容。毫针刺法的临床应用，主要包括各种深浅刺法、多针刺法、透穴刺法等。针刺手法包括得气法、行气法、补泻法和各种单式、复式手法。

#### （一）毫针选择

毫针是用金属制成的，其中以不锈钢为制针材料者最常用。不锈钢毫针的特点：针体挺直滑利，具有较高的强度和韧性，耐热、防锈，不易被化学物品等腐蚀。其他金属制作的毫针，如金针、银针，其传热、导电性能虽优于不锈钢针，但针体强度和韧性远不如不锈钢针，加之价格昂贵，除特殊需要外，一般临床较少使用。

#### （二）患者体位

对部分重症和体质虚弱，或精神紧张、畏惧针刺的患者，体位选择尤为重要。指导患者确定针刺时的体位，应以医师能够正确取穴、便于施术，患者体位的选择应以感到舒适安稳并能持久保持为原则。临床常用体位有以下几种。

仰卧位适用于前身部腧穴。俯卧位适用于后身部腧穴。侧卧位适用于侧身部腧穴。仰靠坐位适用于头面、前颈、上胸和肩臂、腿膝、足踝等部腧穴。俯伏坐位适用于顶枕、后项和肩背等部腧穴。侧伏坐位适用于顶部、面颊、颈侧和耳部腧穴。

### （三）消毒

针刺前的消毒范围应包括针具、器械、医师双手、施术部位、治疗环境等。

**1. 针具、器械消毒** 针灸临床提倡"一针一穴一棉球"，以减少反复使用可能造成的感染。临床最好使用一次性无菌针。

**2. 医师手指消毒** 在针刺操作之前，医师应按照标准洗手法将手洗刷干净，待干后再用75%乙醇棉球擦拭，方可持针操作。持针施术时，医师应尽量避免手指直接接触针身，如某些刺法需要触及针身时，必须用消毒干棉球做间隔物，以确保针身无菌。

**3. 针刺部位消毒** 患者针刺部位，可用75%乙醇棉球或棉签擦拭消毒；或先用2%碘酊涂搽，再用75%乙醇棉球或棉签擦拭脱碘。擦拭时应从针刺部位的中心点向外绕圈消毒。针刺部位消毒后，切忌接触污物，保持洁净，防止再次污染。

**4. 治疗环境消毒** 针刺治疗环境的消毒，包括治疗台上用的床垫、枕巾、毛毯、垫席等物品，要按时换洗晾晒，治疗室要定期消毒净化，保持空气流通，环境卫生洁净。建议使用一次性消毒垫布、垫纸、枕巾。

### （四）毫针的进针法

进针法是医师将毫针刺入腧穴皮下的操作方法。常用的进针法有以下几种。

**1. 单手进针法** 该方法多用于较短的毫针，包括插入法和捻入法。

插入法是用右手拇指、食指持针，中指端紧靠穴位，指腹抵住针体中部，当拇指、食指向下用力时，中指也随之屈曲，将针刺入腧穴皮下。捻入法即指针尖抵于腧穴皮肤时，运用指力稍加捻动将针尖刺入腧穴皮下的手法。

**2. 双手进针法**　包括夹持进针法、指切进针法、舒张进针法和提捏进针法。

夹持进针法即押手拇指、食指持消毒干棉球，裹于针体下端，露出针尖，使针尖接触腧穴，刺手持针柄，刺手、押手同时用力将针刺入腧穴。此法适用于长针的进针。

指切进针法又称爪切进针法，是用押手拇指或食指的指甲切按腧穴皮肤，刺手持针，针尖紧靠押手指甲缘，将针迅速刺入。此法适宜于短针的进针，亦可用于腧穴局部紧邻重要的组织器官者。

舒张进针法即押手食指、中指或拇指、食指将所刺腧穴部位的皮肤撑开绷紧，刺手持针，使针从刺手食指、中指或拇指、食指的中间刺入。此法主要用于皮肤松弛部位的腧穴。

提捏进针法即押手拇指、食指将所刺腧穴两旁的皮肤提起，刺手持针，从捏起的腧穴上端将针刺入。此法主要用于皮肉浅薄部位的腧穴。

**3. 管针进针法**　将针先插入用玻璃、塑料或金属制成的比针短 7.5mm（3 分）左右的小针管内，触及腧穴表面皮肤；押手压紧针管，刺手食指对准针柄弹击，使针尖迅速刺入皮肤，然后将针管去掉，再将针刺入穴内。也有用安装弹簧的特制进针器进针者。此法多用于儿童和惧针患者。

## （五）针刺的角度、方向和深度

针刺的角度、方向和深度，是毫针刺入皮下后的具体操作要求。在进针和行针过程中，合理选择进针角度、适时调整针刺方向、控制针刺深度，既可以避免进针疼痛和组织损伤，更有助于获得、维持或加强针感，提高疗效。

**1. 针刺角度**　针刺角度是指针刺时针身与皮肤表面所形成的夹角。可根据腧穴部位的解剖特点和针刺治疗要求而确定。一般分为直刺、斜刺和平刺三种。

**2. 针刺方向** 针刺方向指针刺时针尖的朝向。一般需根据经脉循行方向、腧穴分布部位和要求达到的组织结构等情况而定。经脉循行方向可按照"迎随补泻"的要求，针刺时结合经脉循行方向，或顺经而刺，或逆经而刺，从而达到针刺补泻的目的。依腧穴方向针刺时，为保证针刺的安全，应依据针刺腧穴所在部位的解剖特点确定针刺的方向。

**3. 针刺深度** 针刺深度指针身刺入穴位内的深度，主要根据腧穴部位的解剖特点和治疗需要确定。同时还要结合患者年龄、体质、时令等因素综合考虑。

### （六）行针手法

毫针进针后，为了使患者产生针刺感应，或进一步调整针感的强弱，或使针感向某一方向扩散、传导而采取的操作方法称为"行针"，亦称"运针"。

**1. 提插法** 指将针刺入腧穴一定深度后，施以上提下插的操作手法。将针向上引退为提，将针向下刺入为插，如此反复地做上下纵向运动就构成了提插法。提插幅度的大小、层次的变化、频率的快慢和操作时间的长短，应根据患者的体质、病情、腧穴部位和针刺目的等灵活掌握。

**2. 捻转法** 指将针刺入腧穴一定深度后，施以向前、向后捻转动作，使针在腧穴内反复前后来回旋转的行针手法。捻转角度的大小、频率的快慢、时间的长短等，需根据患者的体质、病情、腧穴的部位、针刺目的等具体情况而定。使用捻转法时，指力要均匀，角度要适当，一般应掌握在 180° 左右，不能过度单向捻针，否则针身易被肌纤维等缠绕，引起局部疼痛，导致滞针而使出针困难。

### （七）针刺得气

《素问·离合真邪论》云："吸则内针，无令气忤，静以久留，无令邪布，吸则转针，以得气为故。"得气是指医师将毫针刺入腧穴一定深度后，施以一定的行针手法，使针刺部位产生经气感应。临床上可以通过患者对针刺的反应与医师手下的感觉两方面加以判定。

### （八）针刺调神

针刺调神包括治神与守神，体现在医师与患者两个方面。一是指医师专心致志地投身于针刺治疗的全过程；二是指患者专心细微地配合医师完成治疗。治神、守神是针刺治疗的前提与根本，贯穿整个针刺治疗过程，并且直接影响针刺疗效。

"神"是指人体生命活动的外在表现，是对人体精神意识、思维活动，以及脏腑、气血、津液活动外在表现的高度概括。针刺必须以"神"为根本，强调"神"在针刺治疗中的作用。治神的关键是医师必须认真审视患者的机体强弱、病位深浅、邪正盛衰、气血虚实，以及阴阳失衡的状态，然后决定用针之法，如此方能得气取效。针刺得气后需要守气，勿使气散，以增强针刺疗效。

### （九）针刺补泻

**1. 针刺补泻的概念**　针刺补泻，是指在针刺得气的基础上，采用适当的针刺手法补益正气或疏泄病邪，从而调节人体脏腑经络功能，促使阴阳平衡，恢复人体健康的针刺方法。

中医理论认为，"阴平阳秘，精神乃治"。临床实践表明，阴阳平衡与邪正盛衰变化关系密切，针刺调节阴阳平衡是通过"补虚泻实"来实现的，而"补虚泻实"则是通过特定的针刺操作手法完成的。

**2. 针刺补泻的原则**

（1）补虚泻实：《灵枢·九针十二原》说："凡用针者，虚则实之，满则泄之，菀陈则除之，邪胜则虚之。"阐释了针刺补泻的基本原则，即补虚泻实。同时也说明针刺补泻是通过具体的针刺操作手法来实现的。

（2）补泻先后：虚实夹杂之时，应注意分清正虚与邪实的主次。如邪盛正虚，但正气尚能耐攻，或同时兼顾补虚反会助邪的病证，当先泻后补；正虚邪实，以正虚为主，或在正气过于虚弱，泻法更亦伤正的情况下，先补而后泻。

（3）适度补泻：《灵枢·根结》说："形气不足，病气不足，此阴阳气俱不足也。不可刺之，刺之则重不足，重不足则阴阳俱竭。"说明针刺补泻的应用具有一定的适应范围，在人体阴精阳气、形体气血俱虚的情况下，不宜采用针刺补泻，而以药物治疗为主。

**3. 影响针刺补泻的因素** 影响针刺作用效应的决定因素是机体的功能状态。当机体功能状态低下而呈虚证时，针刺可以起到扶正补虚的作用；当机体功能状态亢进，或因实热、邪闭而呈实证时，针刺可以起到清热启闭、祛邪泻实的作用。另外，腧穴的临床主治功用不仅具有普遍性，还具有一定的相对特异性。诸如关元、气海、命门、膏肓等腧穴，能鼓舞人体正气，促使功能旺盛，具有强壮作用，适于补虚。水沟、委中、十二井、十宣等腧穴，能疏泄病邪，抑制人体功能亢进，具有祛邪作用，适于泻实。当施行针刺补泻时，应结合腧穴作用的相对特异性，以取得更好的针刺补泻效果。

### （十）针刺异常情况

一般情况下，针刺治疗是一种既简便又安全的疗法，但由于种种原因，如操作不慎，疏忽大意，或触犯针刺禁忌，或针刺手法不适当，或对人体解剖部位缺乏全面的了解，有时也会出现某种不应有的异常情况，如晕针、滞针、折针、针后异常感、损伤内脏等。一旦出现上述情况，应立即进行有效的处理，否则将会给患者造成不必要的痛苦，甚至危及生命。

**1. 晕针** 晕针是患者在针刺过程中发生的晕厥现象，轻者感觉精神疲倦，头晕目眩，恶心欲吐；重者突然出现心慌气短，面色苍白，出冷汗，四肢冷，脉细弱而数或沉伏，甚至神志昏迷，猝然仆倒，唇甲青紫，大汗淋漓，二便失禁，脉细微欲绝。晕针多见于初次接受针刺治疗者，可因情绪紧张、素体虚弱、劳累过度、饥饿，或大汗、大泻、大失血后发生。此时应立即停止针刺，或停止留针，退出全部已刺之针，扶病人平卧，头部放低，松解衣带，注意保暖。轻者静卧片刻，给饮温茶或温开水，即可恢复。重者则需及时抢救，以免发生生命危险。

**2. 滞针** 滞针是指在行针时或留针后医者感觉针下涩滞，捻转、提插、出针均感困难，而患者则感觉疼痛的现象。原因多为患者精神紧张，或因病痛或针刺入腧穴后，引起局部肌肉紧张；或行针手法不当，肌纤维缠绕针体；或针后患者移动体位所致。若留针时间过长，有时也可出现滞针。

## 二、特种针具刺法

### （一）三棱针法

三棱针法也称刺络泻血法，是用三棱针刺破血络或腧穴，放出适量血液或挤出少量液体，或挑断皮下纤维组织，以治疗疾病的方法。其中放出适量血液以治疗疾病的方法属刺络法或刺血法，又称放血疗法。

**1. 功效与适用范围**　三棱针刺络放血具有通经活络、开窍泄热、消肿止痛等作用，适应范围较为广泛，凡各种实证、热证、瘀血、疼痛等均可应用。目前常用于急症，如昏厥、高热、中风闭证、急性咽喉肿痛、中暑等，也可用于某些慢性病，如顽癣、扭挫伤、头痛、肩周炎、丹毒、指（趾）麻木等。

**2. 针具的选择**　三棱针一般用不锈钢制成，分为大、中、小 3 种型号，大号规格 2.6mm×65mm，中号规格 2mm×65mm，小号规格 1.6mm×65mm，针柄较粗呈圆柱形，针身呈三棱形，尖端三面有刃，针尖锋利。

**3. 操作方法**　三棱针的操作方法一般分为点刺法、刺络法、散刺法、挑治法 4 种。针具使用前应进行高压消毒，一般以右手持针，用拇指、食指捏住针柄中段，中指指腹紧靠针身侧面，露出针尖 2～3mm。

①点刺法。点刺法即点刺腧穴出血或挤出少量液体的方法。此法是用三棱针点刺腧穴或血络以治疗疾病的方法。针刺前，在预定针刺部位上下用左手拇指、食指向针刺处推按，使血液积聚于针刺部位。常规消毒后，左手拇指、食指、中指三指夹紧被刺部位，右手持针，直刺 2～3mm，快进快出，轻轻挤压针孔周围，使出血数滴，或挤出少量液体。然后用消毒干棉球按压针孔。

②刺络法。刺络法有浅刺和深刺两种。浅刺即点刺，是使浅表小静脉出血的方法。常规消毒后，右手持针垂直点刺，快进快出，动作要求稳、准、快。一次出血 5～10mL。此法多用于有小静脉显现的部位，如下肢后面、额部、胸部、足背等部位。深刺即点刺较深、较大静脉放出一定量血液的方

法，也称泻血法。

③散刺法。用一只手固定被刺部位，另一只手持针在施术部位多点点刺。根据病变部位大小不同，可刺数针，甚至十余针。由病变外缘环形向中心点刺，以促使瘀血或水肿的排泄，达到通经活络的目的。针刺的深浅根据局部肌肉的厚薄、血管的深浅而定。此法多用于局部瘀血、水肿、顽癣等。

④挑治法。此法是以三棱针挑断穴位皮下纤维组织以治疗疾病的方法。局部消毒后，左手捏起施术部位皮肤，右手持针先以 15°～30°角进入皮肤，然后上挑针尖，挑破皮肤或皮下组织，并可挤出一定量的血液或少量液体，然后用无菌敷料保护创口，以胶布固定。对于一些畏惧疼痛者，可先用2%利多卡因局麻后再挑刺。挑刺的部位可以选用经穴，也可选用奇穴，更多选用阿是穴。在选用阳性反应点时，应注意与痣、毛囊炎、色素斑及背俞穴相鉴别。

**4. 注意事项**  操作时手法宜轻、稳、准、快，不可用力过猛，防止刺入过深、创伤过大，损害其他组织，更不可伤及动脉。对体弱、贫血、低血压、孕妇和产后等，均要慎重使用。凡有出血倾向和血管瘤的患者，不宜使用本法。刺血治疗一般间隔 2～3 天 1 次，出血量较多者可间隔 1～2 周 1 次。对患者要做必要的解释工作，以消除思想顾虑，尤其是对放血量较大者。要严格消毒，防止感染。

## （二）皮肤针法

皮肤针法是以多支短针浅刺人体一定部位（穴位）的一种针刺方法。它是我国古代"半刺""浮刺""毛刺""扬刺"等针法的发展。

**1. 功效与使用范围**  皮肤针法通过叩刺皮部，以疏通经络，调和气血，促使机体恢复正常，从而达到防治疾病的目的。适用于疼痛类疾病，如头痛、疱疹后遗痛、肩背痛、腰痛、痛经、痹证等；消化系统疾病，如呃逆、胃脘痛、腹痛等；呼吸系统疾病，如鼻塞、哮喘等。

**2. 针具的选择**  皮肤针是针头呈小锤状的一种针具，一般针柄长 15～19cm，一端附有莲蓬状的针盘，下边散嵌着不锈钢短针。针柄有软柄和硬柄两种类型，软柄一般用有机玻璃或硬塑料制作。根据所嵌针数的不同，又分为梅花针（五支针）、七星针（七支针）、罗汉针（十八支针）等。针尖不宜太锐，应呈松针形。针柄要坚固且有弹性，全束针尖应平齐，防止偏斜、钩曲、锈蚀和缺损。针具的检查，可用干脱脂棉轻沾针尖，如果针尖有钩或有缺损则棉絮易被带动。

**3. 操作方法**　皮肤常规消毒后，针尖对准叩刺部位，运用灵活的腕力垂直叩刺，即将针尖垂直叩击在皮肤上，并立刻弹起。如此反复进行。叩刺时要运用灵活的腕力直刺、弹刺、速刺。叩刺速度要均匀，防止快慢不一、用力不匀地乱刺。针尖起落要呈垂直方向，即将针垂直地刺下、垂直地提起，如此反复操作。

叩刺部位分为循经叩刺、穴位叩刺和局部叩刺 3 种。循经叩刺指沿着与疾病有关的经脉循行路线叩刺，主要用于项、背、腰、骶部的督脉和膀胱经，其次是四肢肘、膝以下的三阴经、三阳经。可治疗相应脏腑经络病变。穴位叩刺指选取与疾病相关的穴位叩刺，主要用于背俞穴、夹脊穴和阳性反应点。局部叩刺指在病变局部叩刺，如治疗头面五官、关节及局部扭伤、顽癣等疾病可叩刺病变局部。

**4. 注意事项**　注意检查针具，当发现针尖有钩毛或缺损、针锋参差不齐者，须及时修理。针具及针刺局部皮肤均应消毒。重刺后，局部皮肤需用酒精棉球消毒，并注意保持针刺局部清洁，以防感染。操作时运用腕力垂直叩刺，并立即抬起，不可斜刺、压刺、慢刺、拖刺，避免使用臂力。局部皮肤有创伤、溃疡及瘢痕者，不宜使用本法。

## （三）火针法

火针法是将特制的金属针具烧红，迅速刺入人体的一定部位或腧穴，并快速退出以治疗疾病的一种方法。本法临床上常用于持续性疼痛，寒性、慢性疾病，涉及临床各科，且多以病灶局部选穴为主，具有选穴少、奏效快、治疗次数少的优势。火针古称"燔针"，火针刺法称为"焠刺"。

**1. 功效与使用范围**　本法具有温经散寒、通经活络、软坚散结、祛腐生肌等作用。适用以疼痛为主要症状且缠绵难愈的病证，如各种痹证（风湿与类风湿关节炎）、网球肘、肩周炎、骨性关节炎、滑膜炎、腱鞘炎、腰椎病、腰肌劳损、痛经、胃脘痛、三叉神经痛等；皮肤病，如神经性皮炎、蛇串疮、象皮腿、湿疹、痣、疣等；外科感染性疾病，如痈疽、丹毒、瘰疬等；慢性疾病，如慢性结肠炎、癫痫、阳痿、下肢静脉曲张、小儿疳积等。

**2. 针具的选择**　火针针具多选用能耐高温、不退热、变形少、不易折、高温下硬度强的钨合金或不锈钢丝制作，形似毫针，针型较粗，针柄多用铜丝缠绕。临床根据火针所刺部位的深浅、大小等不同，可选用单头火针、三头火针、平头火针、三棱火针等。单头火针又有粗细不同，可分为细火针（针头直径约0.5mm）和粗火针（针头直径约1.2mm）。

**3. 操作方法**　选穴与毫针刺法选穴原则基本相同，但选穴宜少，多以局部腧穴为主。针刺前对局部进行严格消毒，先用2%碘酒消毒，再以75%酒精脱碘或用0.5%~1%碘酒消毒。火针常用刺法有5种：点刺法指在腧穴上施以单针点刺的方法。密刺法是指在体表病灶上施以多针密集刺激的方法，每针间隔不超过1cm。散刺法是指在体表病灶上施以多针密集刺激的方法，每针间隔2cm左右。围刺法是指围绕体表病灶周围施以多针刺激的方法，针刺点在病灶与正常组织的交接处。刺络法是指用火针刺入体表血液瘀滞的血络，放出适量血液的方法。烧针是使用火针的关键步骤，针烧得红与不红可直接影响疗效。

针刺的深度应根据病情、体质、年龄和针刺部位的肌肉厚薄、血管深浅、神经分布等而定。《针灸大成·火针》曰："切忌太深，恐伤经络，太浅不能去病，惟消息取中耳。"一般而言，四肢、腰腹部针刺可稍深，可刺2~5分深；胸背部针刺宜浅，可刺1~2分深；至于痣疣的针刺深度以刺至基底的深度为宜。

**4. 注意事项**　施术时应注意安全，防止烧伤等异常情况。除治疗痣、疣外，面部禁用火针；有大血管、神经干的部位禁用火针。针刺后针孔局部若出现微红、灼热、轻度疼痛、瘙痒等表现，属正常现象，可不做处理，且不宜搔抓，以防感染。针刺1~3分深，出针后可不做特殊处理，若针刺4~5分深，出针后要用消毒纱布敷盖针孔，用胶布固定1~2天，以防感染。孕妇、产妇及婴幼儿慎用；糖尿病、血友病、凝血机制障碍者禁用火针。对初次接受火针治疗的患者，应做好解释工作，消除恐惧心理，以防晕针。

# 第二节 推拿

## 一、推拿概述

推拿古称"按摩""按跷""乔摩",是中医学临床学科中的一门外治法,是指运用一定的手法技巧作用到人体的某个部位或穴位上,以达到治疗或预防(保健)疾病的一种物理疗法,属于非药物疗法。它总结了中华民族几千年来与疾病做斗争的经验,是中医学的重要组成部分。

## 二、推拿手法

手法是指按特定技巧和规范动作在受术者体表操作,用于治疗疾病和保健强身的一项临床技能。施术时一般多以手,也可因需要而用除手以外的腕、臂、肘、膝、足等部位进行操作,甚至借助一定的工具,延伸手的功能进行操作,因以手操作较多,故名手法。

手法是推拿学的主体内容之一。以手法治疗疾病,其疗效的判定,在诊断、取穴及施治部位无误的情况下,关键取决于手法操作的准确性、应用熟练程度和功力的深浅。只有规范地掌握手法要领,操作娴熟并经过长期的功法训练和临床实践,才能"一旦临症,机触于外,巧生于内,手随心转,法从手出"。

手法作用的基本要求是持久、有力、均匀、柔和与深透。所谓持久,是指单一手法能够持续操作一定的时间而不间断、不乏力。有力,即有力量,且这种力量不可以是蛮力和暴力,而是一种含有技巧的力量。均匀,是指手法操作的节律、速率和压力等能够保持均匀一致,而非忽慢忽快,忽轻忽重;柔和,是指手法轻而不浮,重而不滞,刚中有柔,柔中有刚。深透,则指手法具备持久、有力、均匀、柔和这四项要求,具备渗透力。这种渗透力,可透皮入内,能深达内脏及组织深层。

### (一)滚法

以手背部在体表进行连续的滚动,称为滚法。滚法为推拿流派的代表手法，以滚动之力作用于体表，刺激平和，安全舒适，易于被人接受，具有良好的调整作用。

【动作要领】拇指自然伸直，余指屈曲，小指、无名指的掌指关节屈曲，约达90°。余指屈曲的角度则依次减小，如此则使手背沿掌横弓排列呈弧面，使之形成滚动的接触面。以第5掌指关节背侧附于体表施术部位上，以肘关节为支点，前臂主动做推旋运动，带动腕关节做较大幅度的屈伸和一定的旋转活动，使手背偏尺侧部在施术部位上进行连续不断的滚动，手法频率每分钟120~160次。滚法亦常用掌指关节背侧部和拳顶部为滚动着力面进行操作，名为掌指关节滚法，是滚法的变化运用。

【要求与注意事项】

1. 肩关节放松下垂，屈肘呈140°，上臂中段距胸壁约一拳远，松腕，食、中、无名和小指的掌指关节屈曲幅度逐渐增加。

2. 操作过程中，腕关节屈伸幅度应达到120°，即前滚至极限时屈腕约80°，回滚至极限时伸腕约40°，使手背部1/2面积（尺侧）依次接触治疗部位。

3. 滚法对体表应产生轻重交替的滚动刺激，前滚和回滚时着力轻重之比为3∶1，即"滚三回一"。

4. 操作时不宜拖动、跳动和摆动。拖动是由于吸点不牢而形成拖擦；跳动是由于前滚时推旋力过大，回滚时回旋力过小而形成跳弹；摆动则是腕关节屈伸幅度过小所致。

5. 滚法在移动操作时，移动的速度不宜过快。即在滚动的频率不变的情况下，于所施部位上缓慢移动。

【作用】用于颈椎病、肩关节周围炎、腰椎间盘突出症、各种运动损伤、运动后疲劳、偏瘫、截瘫等多种病证，也是常用的保健推拿手法之一。滚法接触面广，刺激平和舒适，又能用于虚证。所取治疗部位无论肌肉丰厚或薄弱均可施用。

## （二）一指禅推法

以拇指端或面着力，通过腕部的往返摆动，使所产生的功力通过拇指持续不断地作用于施术部位或穴位上，称为一指禅推法。一指禅推法为一指禅推拿流派的代表手法，其特点是手法操作缠绵，讲究内功、内劲，故初学时易形似，难以神似，须刻苦、经久习练才能掌握。

【动作要领】拇指伸直，余指的掌指关节和指间关节自然屈曲，以拇指端或罗纹面着力于体表施术部位或穴位上。沉肩、垂肘、悬腕，前臂主动运动，带动腕关节有节律地摆动，使所产生的功力通过指端或罗纹面轻重交替，持续不断地作用于施术部位或穴位上，手法频率每分钟 120～160 次。

一指禅推法亦可以拇指或拇指指间关节背侧部着力操作，名为一指禅偏峰推法和一指禅屈指推法，为一指禅推法的变化运用。一指禅偏峰推法，是以拇指偏峰部着力，拇指伸直并内收，余指掌指部伸直，腕关节微屈，前臂主动运动，带动腕关节做轻度摆动，使其功力作用于拇指偏锋部。一指禅屈指推法，又称跪推法，将拇指屈曲，指端顶于食指桡侧缘，或以罗纹面压在食指的第二节指背上，余指握拳，以拇指指间关节桡侧或背侧着力于施术部位或穴位上，其运动过程同一指禅推法。

【要求与注意事项】

1. 宜姿势端正，心和神宁。姿势端正，有助于一指禅推法的正确把握；心和神宁，则有利于手法操作的功贯拇指。

2. 操作时要沉肩、垂肘、悬腕、掌虚指实、紧推慢移。沉肩，指肩关节放松，肩胛骨自然下沉，以腋下空松，能容纳一拳为宜。垂肘，指肘部下垂，一般体位下肘部宜低于腕部。悬腕，指腕关节悬屈，弓背向上，有如悬吊一般，在腕关节放松的基础上，应尽可能屈曲 90°。掌虚指实，指手法操作时，除拇指外其余手指及手掌部均要做到放松，虚不受力，而拇指则要蓄满功力，以自然压力进行操作。紧推慢移，拇指手法操作时腕部的摆动频率较快，每分钟 120～160 次，但拇指端或罗纹面在施术部位上的移动却较慢。

3. 宜掌握好拇指指间关节屈伸与不屈伸两种术式的运用。若术者拇指指间关节较坚硬，活动范围较小或治疗时需要较柔和的刺激，宜选用屈伸拇指指间关节的术式操作。若术者拇指指间关节柔软、有过伸，宜选用不屈伸拇指指间关节的术式操作。

4. 操作时注意力不可分散，不要斜肩用力，肘部不可外翘，拇指端或罗纹面与施术部位不要形成摩擦移动或滑动。

【作用】多用于冠心病、胃脘痛、头痛、面瘫、近视、月经不调、颈椎病、关节炎等病证。一指禅推法接触面小，刺激偏弱或中等，非以力取胜，而是讲究内功、内劲，故初习者较难掌握。即使是长期从事推拿医疗工作的医师如对其认识不足，临床应用较少或不结合练功，亦难以运用自如。

## （三）揉法

以指、掌的某一部位在体表施术部位上做轻柔灵活的上下、左右或环旋揉动，称为揉法。揉法是常用手法之一，根据肢体操作部分的不同而分为掌揉法、指揉法等。其中掌揉法又分为大鱼际揉法、掌根揉法等，指揉法分为拇指揉法、中指揉法等多种揉法。

【动作要领】

**1. 大鱼际揉法**　以手掌大鱼际部着力于施术部位上。沉肩，屈肘呈120°~140°，肘部外翘，腕关节放松，呈微屈或水平状。以肘关节为支点，前臂做主动运动，带动腕关节进行左右摆动，使大鱼际在治疗部位上进行轻柔灵活的揉动，手法频率为每分钟120~160次。

**2. 掌根揉法**　肘关节微屈，腕关节放松并略背伸，手指自然弯曲，以掌根部附着于施术部位上。以肘关节为支点，前臂做主动运动，带动腕掌做小幅度的回旋运动，使掌根部在施术部位上进行柔和的连续不断地旋转揉动，手法频率每分钟120~160次。

**3. 拇指揉法**　以拇指罗纹面置于施术部位上，余四指置于其相对或合适的位置以助力，腕关节微屈或伸直。以腕关节为支点，拇指主动做环转运动，余指配合拇指做助力运动，使拇指罗纹面在施术部位上做连续不断的旋转揉动，手法频率每分钟120~160次。

**4. 中指揉法**　中指指间关节伸直，掌指关节微屈，以中指罗纹面着力于施术部位或穴位上。以肘关节为支点，前臂做主动运动。通过腕关节使中指罗纹面在施术部位上做轻柔灵活的小幅度的环旋或上下、左右揉动，手法频率每分钟120~160次。为加强揉动的力量，可以食指罗纹面搭于中指远侧指间关节背侧进行操作。

【要求与注意事项】

1. 所施压力要适中，以受术者感到舒适为度。揉动时要带动皮下组织一起运动，动作要灵活而有节律性。

2. 掌握好揉动频率。揉法的揉动频率一般情况下是每分钟 120～160 次，但亦有特例情况，比如指揉法在面部操作时可以缓慢操作。

3. 大鱼际揉法前臂有推旋动作，腕部宜放松，而指揉法则腕关节要保持一定的紧张度，掌根揉法则腕关节略有背伸，松紧适度。

4. 不可在体表形成摩擦运动。

【作用】用于胃脘痛、便秘、泄泻、癃闭、头痛、软组织扭挫伤、颈椎病、骨折术后康复、小儿斜颈、小儿遗尿、近视等多种病证。

揉法接触面可大可小，刺激平和舒适。指揉法接触面小，力弱，适于头面部穴；大鱼际揉法因其腕部的旋动、摆动，而使大鱼际部产生揉压动作，适用于腹部、面部、颈项部及四肢部；掌根揉法面积较大，力沉稳适中，多用于背、腰、臀、躯干部。

## （四）摩法

用指或掌在体表做环形或直线往返摩动，称为摩法，可分为指摩法和掌摩法两种。

【动作要领】

**1. 指摩法**　指掌部自然伸直，食指、中指、无名指和小指并拢，腕关节略屈。以食指、中指、无名指及小指指面贴着于施术部位，以肘关节为支点，前臂做主动运动，通过腕、掌手指侧面做环形或直线往返摩动。

**2. 掌摩法**　手掌自然伸直，腕关节略背伸，将手掌平置于施术部位上，其操作过程同指摩法。

【要求与注意事项】

1. 指摩法在操作时腕关节要保持一定的紧张度，而掌摩法则腕部要放松。

2. 摩动的速度、压力宜均匀。一般指摩法宜稍轻快；掌摩法宜稍重缓，操作时宜带动皮下组织。

3. 要根据病情的虚实来决定手法的摩动方向。就环摩而言，有以"顺摩为补，逆摩为泻"的传统说法，即虚证宜顺时针方向摩动，实证则要逆时针方向摩动。现代应用时，常以摩动部位的解剖结构及病理状况来决定顺逆摩的方向。

4. 摩擦的速度不宜过快或过慢，压力不宜过轻或过重。《圣济总录》云："摩法不宜急，不宜缓，不宜轻，不宜重，以中和之意施之。"

【作用】 用于咳喘、胸胁胀痛、呃逆、腹胀腹痛、消化不良、泄泻、便秘、月经不调、痛经、遗精、阳痿早泄、外伤肿痛等病证。

摩法是最古老的推拿手法，消郁散结的作用较好。《圣济总录》云："摩其硬塞，以散郁结。"指摩法接触面较小，适用于颈项、面部、四肢等部位，而掌摩法接触面大，多适用于胸腹、腰背等部位。

## （五）推法

以指或掌、肘等着力于施术部位上，做单向直线推动称推法，又名平推法。成人推法与小儿推法有所不同，后者除直线推动外，尚可做弧形推动。推法一般分为指推法和掌推法两种。

【动作要领】

**1. 指推法** 以拇指端着力于施术部位或穴位上，余四指置于对侧或相应的位置以固定助力，腕关节略屈并偏向尺侧。拇指及腕臂部主动施力，向拇指端方向呈短距离单向直线推进，指推法中，还可以拇指罗纹面偏侧缘为着力面，按上述要领向其食指方向推动，名为拇指平推法，与小儿推拿的直推法相似。另外，指推法还可食指、中指、无名指并拢，以指端部及罗纹面为着力面进行推法操作，称为三指推法。

**2. 掌推法** 以掌根部着力于施术部位，腕关节背伸，肘关节伸直。以肩关节为支点，上臂部主动施力，通过前臂、腕关节，使掌根部向前做单向直线推进。推法中，亦常用肘关节的尺骨鹰嘴部为着力面进行操作，为肘推法。肘推法须屈肘，以尺骨鹰嘴凸起部着力于施术部位，另一侧手臂抬起，以掌部扶握屈肘侧拳顶以固定助力。其施动过程与掌推法相似，但其运动方向多是向后拉推，以利于力的控制。

【要求与注意事项】

1. 着力部要紧贴体表，推进的速度宜缓慢均匀，压力平稳适中，要单向直线推进。

2. 不可推破皮肤。为防止推破皮肤，可使用冬青膏、滑石粉等介质，亦可用间歇操作的方法。

【作用】用于外感发热、腹胀便秘、食积、高血压病、头痛失眠、腰腿痛、腰背筋膜炎、风湿痛、感觉迟钝等病证。

## （六）擦法

用指、掌贴附于施术部位，做快速的直线往返运动，使之摩擦生热，称为擦法。擦法包括全掌擦法、大鱼际擦法和小鱼际擦法。

【动作要领】

以手掌的全掌、大鱼际或小鱼际着力于施术部位，腕关节放平。以肩关节为支点，上臂主动运动，通过肘、前臂和腕关节，使掌指面或大鱼际或小鱼际做前后方向的连续擦动并产生一定的热量。

【要求及注意事项】

1. 着力部分要紧贴体表，直接接触皮肤操作，不宜过度施压，须直线往返运行，往返的距离应尽力拉长，力量要均匀，动作要连续不断，有如拉锯状。

2. 擦法产生的热量应以透热为度。即术者在操作时感觉擦动所产生的热已徐徐进入受术者的体内，此时可称为"透热"。透热后，结束手法操作。

3. 压力不可过大。操作时如压力过大，则手法重，且易擦破皮肤。但施术时，手掌与受术者体表的接触必须平实，否则在擦动时，会时滞时浮。

4. 不可擦破皮肤。长时间的操作或擦后又使用其他手法易致皮肤破损，故应避免。为保护皮肤，可结合使用冬青膏、红花油等介质进行操作。

5. 不可屏息操作。

【作用】用于风寒外感，发热恶寒，风湿疼痛，胃脘痛喜温喜按，以及肾阳虚所致的腰腿痛、小腹冷痛、月经不调及外伤肿痛等病证。擦法具有较好的温经散寒作用，能治疗一切寒证。根据施术部位的不同和生热量的需求而有所选择，一般可用于胸腹部、两胁部、背腰部及四肢部；根据施术部位不同的要求，可分别选择全掌擦法、大鱼际擦法和小鱼际擦法。

## （七）拿法

拇指与其余手指的罗纹面相对用力，提捏或揉捏肌肤或肢体，称为拿法。根据拇指与其他手指配合数量的多少而有三指拿法、五指拿法等称谓。拿法可单手操作，亦可双手同时操作。

【动作要领】以单手或双手的拇指与其他手指相配合，捏住施术部位的肌肤或肢体，腕关节适度放松。以拇指同其余手指的对合力进行轻重交替，连续不断地捏提并略含揉动。

【要求及注意事项】

1. 拿法中含有捏、提并略有揉的动作，其中以捏法为基础，其余两法为辅助，宜将三者有机地结合在一起进行操作。

2. 动作要协调连贯，富于节奏性。

3. 拿法同捏法一样要求手指的对合力，只有稳定的对合力，才能体现其功力。

4. 注意动作的协调性，不可死板僵硬。初习者不可强力久拿，以防伤及腕部及手指的屈肌腱及腱鞘。

【作用】用于颈椎病、肩周炎、肢体麻木，以及头痛、外感风寒等病证。拿法是具有放松作用一类手法的典型代表，功能疏筋松肌，活血行气，舒适自然，最易被人接受。常用于颈项部及四肢部。根据施治部位的大小宽窄程度而宜灵活掌握拇指与其他手指数量多少的配合，甚至可两手同时操作。

## （八）拨法

以拇指深按于治疗部位，进行单向或往返的拨动，称为拨法。拨法又名"指拨法""拨络法"。

【动作要领】拇指伸直，以指端着力于施术部位，余四指置于相应的位置以助力，拇指下压至一定的深度，待有酸胀感时，再做与肌纤维或肌腱、韧带呈垂直方向的单向或来回拨动。若单手指力不足时，亦可以双手拇指重叠进行操作。

【要求及注意事项】

1. 用力要由轻而重，实而不浮。按压力与拨动力方向要互相垂直。

2. 拨动时拇指不能在皮肤表面有摩擦移动，应带动肌纤维或肌腱韧带一起拨动。

【应用】用于颈椎病、肩周炎、腰背筋膜炎、第三腰椎横突综合征、腰椎间盘突出症、梨状肌损伤综合征等病证。

拨法力量沉实，拨动有力，有较好的止痛和解除粘连的作用。一般多适用于华佗夹脊穴、肩胛骨内侧缘、肱二头肌长头肌腱及短头肌腱、腋后的肩贞穴、第三腰椎横突、腰肌侧缘、环跳穴、曲池等穴位或部位。

## （九）抖法

以双手或单手握住受术者肢体远端，做小幅度的连续抖动，称为抖法。抖法常与牵引法结合应用而成牵抖复合手法。

【动作要领】以双手握住受术者上肢或下肢的远端，即上肢的腕部或下肢的足踝部，将被抖动的肢体抬高一定的角度。两前臂同时施力，做连续的上下抖动，使抖动所产生的抖动波似波浪般地由肢体的远端传递到近端，被抖动的肢体、关节产生舒服感。

【要求及注意事项】

1. 被抖动的肢体要自然伸直，并应使其肌肉处于最佳松弛状态。

2. 抖动的幅度要小，频率要快。一般上肢抖动幅度应控制在 2 ~ 3cm，频率约每分钟 250 次左右；下肢的抖动幅度可稍大，频率宜稍慢，约每分钟 100 次左右。

3. 抖动时所产生的抖动波应由肢体远端传向近端。如传递不到位，是施力有误。

4. 操作时不可屏气。有习惯性肩、肘、腕关节脱位者禁用。

【应用】用于肩周炎、颈椎病、颈部伤筋及疲劳性四肢酸痛等病证。抖法具有疏松肌筋的作用，操作及操作完毕后均有十分舒适的感觉，可作为推拿结束时使用。主要适用于四肢部，以上肢应用多见。

### 三、推拿的功用

推拿疗法的作用机理主要体现在以下几方面。

**1. 疏通经络** 经络具有运行气血、沟通机体表里上下内外、调节各脏腑组织生理功能的作用，推拿疗法可疏通经络，达到"治未病"的目的。如《素问·血气形志》记载："形数惊恐，经络不通，病生于不仁，治之以按摩醪药。"

**2. 调和气血** 气血是人体生理活动的物质基础，也是脏腑功能活动的产物，气血失常是临床疾病病机的基础，推拿具有调和气血、维护人体健康的作用。《素问·调经论》云："按摩勿释，著针勿斥，移气于不足，神气乃得复。"

**3. 扶正祛邪** 根据手法的性质和作用量，结合治疗部位，推拿疗法产生不同的补泻作用，达到扶正祛邪、预防疾病或防止疾病传变的目的。《诸病源候论》云："清旦初起，以左右手交互，从头上挽两耳举，又引鬓发，即流通，令头不白，耳不聋。又，摩手掌令热，以摩面，从上下二七止，去汗气，令面有光。又，摩手掌令热，从体上下，名曰干浴，令人胜风寒时气，寒热头痛，百病皆愈。"

**4. 平衡阴阳** 阴阳平衡遭到破坏是疾病发生的根本病机，推拿疗法能够补虚泻实，起到预防和治疗疾病的作用。如《素问·调经论》说："神不足者，视其虚络，按而致之，刺而利之，无出其血，无泄其气，以通其经，神气乃平。"

有研究证实，推拿疗法对人体的各个系统均具有良好的调节作用。在循环系统方面，推拿可以扩张血管，加快血液循环，增加肌肉及全身的供氧量，对心律、血流供应、营养代谢过程能够起到双向调节作用。在神经系统方面，推拿手法具有调节神经兴奋性，调节自主神经功能，改善神经所支配的肌肉、血管、腺体及器官功能的作用。在消化系统方面，推拿手法能直接促使胃肠管腔发生形态和运动功能变化，加快或延缓胃肠蠕动的速度和力量，通过神经的传导反射作用，调整消化系统的功能。在运动系统方面，推拿疗法具有改善肌肉营养代谢、促进组织修复、分离松解粘连、纠正错位、促进炎症介质分解和吸收的作用。

# 第三节　艾灸

## 一、艾灸概述

艾灸是指用艾绒或以艾绒为主要成分制成的灸材，点燃后悬置或放置在穴位或病变部位进行烧灼、温熨，借灸火的热力以及药物的作用，达到治病、防病和保健目的的一种外治方法。

灸，灼烧之意。《医学入门·针灸》云"药之不及，针之不到，必须灸之"，说明艾灸有其独特的疗效。施灸的原料很多，但以艾叶作为主要灸料。艾属菊科多年生草本植物，我国各地均有生长，以蕲州产者为佳，故有"蕲艾"之称。艾叶气味芳香，辛温味苦，容易燃烧，火力温和，故为施灸材料。

## 二、艾灸的功用

### （一）温经散寒

《素问·异法方宜论》云："脏寒生满病，其治宜灸焫。"可见艾灸具有温经散寒的功能。临床上常用于治疗经络痹阻所引起的寒湿痹痛、痛经、经闭、胃脘痛、寒疝腹痛、泄泻、痢疾等。

### （二）扶阳固脱

《扁鹊心书》云："真气虚则人病，真气脱则人死，保命之法，灼艾第一。"《伤寒杂病论·辨厥阴病脉证并治》云："下利手足厥冷，无脉者，灸之不温。"可见阳气下陷或欲脱之危证，皆可用灸法，以扶助虚脱之阳气。临床上多用于治疗脱证和中气不足、阳气下陷而引起的遗尿、脱肛、阴挺、崩漏、带下、久泻、痰饮等。

### （三）消瘀散结

《灵枢·刺节真邪》云："脉中之血，凝而留止，弗之火调，弗能取之。"气为血帅，血随气行，气得温则行，气行则血亦行。艾灸能使气机通畅，营卫调和，使瘀结自散。临床常用于治疗气血凝滞之疾，如乳痈初起、瘰疬、瘿病等。

### （四）防病保健

《扁鹊心书·须识扶阳》云："人于无病时，常灸关元、气海、命门、中脘，虽不得长生，亦可保百年寿也。"《医说·针灸》云："若要安，三里莫要干。"说明艾灸足三里有防病保健作用，今人称之为"保健灸"。也就是说无病施灸，可以激发人体的正气，增强抗病的能力，使人精力充沛，长寿不衰。

## 三、灸料的选择

采用艾条灸时，应选择无霉变潮湿、包装无破损、符合病证需要的清艾条或药艾条。采用艾炷灸时，应选择无霉变、无潮湿的清艾绒。采用间接灸时，应准备好需要的药材，检查药材有无变质、发霉、潮湿，并制成符合治疗需要的大小、形状、平整度、孔眼等。采用温灸器灸时，应选择合适的温灸器具，如灸架、灸筒、灸盒等。

其他辅助用具：点火工具、治疗盘、镊子、灭火管。

## 四、艾灸的方法

### （一）艾炷灸

艾炷灸是将纯净的艾绒，放在平板上，用手搓捏成大小不等的圆锥形艾炷置于施灸部位点燃而治病的方法。

首先将艾炷放在所选的穴位上，自艾炷尖端点燃。为便于固定，可以先在穴位皮肤上涂抹一些增加黏附或刺激作用的液汁，如大蒜汁、凡士林、甘油等，然后将艾炷粘贴其上，以加强艾炷的附着力。

在艾炷燃烧过半，或燃烧大部分（50%～80%），局部皮肤潮红、灼痛时，医生即用镊子移去艾炷，更换另一艾炷，连续灸足应灸的壮数。

## （二）艾条灸

艾条灸即将艾绒制作成艾条进行施灸。也有在艾绒中掺入肉桂、干姜、丁香、独活、细辛、白芷、雄黄、苍术、没药、乳香、川椒各等份的细末6g，制成药艾条。艾条灸可分为悬起灸和实按灸两种方式。

## （三）温针灸

先在选定的腧穴上针刺，毫针刺入穴位得气并施行适当的补泻手法，留针时将 1～3cm 长的艾条段直接插在针柄上，从底部点燃；或将 2～3g 艾绒包裹于毫针针柄顶端，捏紧成团状，点燃艾绒，待艾条段或艾绒燃尽，至无热度后除去灰烬。艾灸结束，将针取出。为防止灸治过程中艾灰脱落而灼伤皮肤，可在针灸针贴近皮肤处垫一硬纸，接住落灰。

## （四）温灸器灸

将艾条或艾绒放入温灸器内施灸，具有使用方便、安全、舒适、节省人力的特点。温灸器灸又名灸疗器，是一种专门用于施灸的器具。临床常用的有温灸盒和温灸筒。施灸时，将艾绒或加掺药物装入温灸器的小筒，点燃后，将温灸器之盖扣好，置于腧穴或应灸部位，进行熨灸，直到所灸部位的皮肤红润为度。有调和气血、温中散寒的作用，一般需要灸治者均可采用，对小儿、妇女及畏惧灸治者最为适宜。

## 五、艾灸的注意事项

1. 施灸时，艾灸火力应先小后大，灸量先少后多，患者感觉先轻后重，以使患者逐渐适应。采用瘢痕灸时，必须先征得患者同意，使其对此疗法有充分的了解。在体毛较多的部位施灸时，如需剃去毛发，应事先征得患者的同意。艾灸前，要向患者解释清楚可能发生的情况。患者如伴有意识不清、感觉障碍、精神错乱、局部循环障碍，或患有糖尿病，施灸时应特别注意。直接灸时，操作部位应注意预防感染，如避免沾水、保持治疗部位洁净。

2. 要注意晕灸的发生。患者在精神紧张、大汗后、劳累后或饥饿时，不适宜艾灸，并注意防止艾灰脱落或艾炷倾倒而烫伤皮肤或烧坏衣被。艾条灸毕后，应将剩下的艾条套入灭火管内或将燃头浸入水中，以彻底熄灭，防止再燃。如有艾灰脱落床上，应清扫干净，以免复燃。对婴幼儿施灸时，医者应将另一手的食指、中指垫在施灸部位旁，体会热度，以免发生烫伤。

3. 灸后的处理。施灸后，皮肤多有红晕和灼热感，不需处理，可自行消失。灸后如对表皮基底层以上的皮肤组织造成灼伤，发生水肿或水疱，直径在 1cm 左右，一般不需做任何处理，待其自行吸收即可。如水疱较大，可用消毒针刺破，放出水疱内容物，并用消毒剪剪去疱皮，暴露被破坏的基底层，涂消炎膏药以防止感染。创面的无菌脓液不必清理，直至结痂自愈。

4. 灸法的禁忌。对实热证、阴虚发热者，部分疾病如中暑、高血压危象、肺结核晚期大量咯血等，一般不宜艾灸。对颜面、五官和有大血管的部位以及关节活动部位，不宜采用瘢痕灸。孕妇的腹部、骶部和少腹部不宜施灸。乳头、外生殖器不宜直接灸。

# 第四节　拔罐

## 一、拔罐法概述

拔罐法是以罐为工具，利用燃烧、抽气、蒸汽等方法排出空气，造成罐内负压，使之吸附于腧穴或应拔部位的体表，引起局部组织充血或皮下出血，达到调整机体功能、防治疾病的方法。

## 二、拔罐法的功效与适应范围

拔罐法具有通经活络、行气活血、消肿止痛、祛风散寒等作用，其适应范围较为广泛，一般多用于风寒湿痹、腰背肩臂腿痛、关节痛、软组织闪挫扭伤、伤风感冒、头痛、咳嗽、哮喘、胃脘痛、呕吐、腹痛、泄泻、痛经、中风偏枯等。

### 三、罐的种类

常用罐有竹罐、陶罐、玻璃罐、抽气罐、多功能罐等。

#### （一）竹罐

用直径3～5cm坚固无损的竹子，制成6～8cm或8～10cm长的竹管，一端留节作底，另一端作罐口，用刀刮去青皮及内膜，制成形如腰鼓的圆筒。用砂纸磨光，使罐口光滑平整。竹罐的优点是取材较容易，经济易制，轻巧价廉，不易摔碎，适于煎煮。缺点是容易燥裂、漏气，吸附力不强。

#### （二）陶罐

陶罐用陶土烧制而成，有大有小，罐口光整，肚大而圆，口、底较小，其状如腰鼓。优点是吸附力强，缺点是质地较重，易于摔碎、损坏。

#### （三）玻璃罐

玻璃罐是在陶罐的基础上，改用玻璃加工而成。其形如球状，罐口平滑，分大、中、小三种型号，也可用广口罐头瓶代替。优点是质地透明，使用时可以观察所拔部位皮肤充血、瘀血程度，便于随时掌握情况。缺点是容易摔碎、损坏。

#### （四）抽气罐

以前用青霉素、链霉素药瓶或类似的小药瓶，将瓶底切去磨平，切口须光滑，瓶口的橡胶塞须保留完整，以便于抽气时使用。这种罐易破碎。近年来，有用透明塑料制成者，上面加活塞，便于抽气。也有用特制的橡皮囊排气罐，其规格大小不同。新型的抽气罐具有使用方便、吸附力强且较安全又不易破碎等优点。

### 四、罐的吸附方法

拔罐方法有火罐法、水罐法和抽气法3种。罐的吸附方法是指排空罐内的空气，使之产生负压而吸附在拔罐部位的方法。

火吸法是利用火在罐内燃烧时产生的热力排出罐内空气，形成负压，使罐吸附在皮肤上的方法。闪火法是其中之一，指用长纸条或用镊子夹酒精棉球一个，用火将纸条或酒精棉球点燃后，使火在罐内绕 1～3 圈后，将火退出，迅速将罐扣在应拔的部位，即可吸附在皮肤上。

贴棉法是用一块大小适宜的酒精棉，贴在罐内壁的下 1/3 处，用火将酒精棉点燃后，迅速扣在应拔的部位。此法需注意棉花浸酒精不宜过多，否则燃烧的酒精滴下时，容易烫伤皮肤。以上拔罐法，除闪火法外，罐内均有火，故均应注意勿灼伤皮肤。

水吸法是利用沸水排出罐内空气，形成负压，使罐吸附在皮肤上的方法。此法一般选用竹罐。即选用 5～10 枚完好无损的竹罐，放在锅内，加水煮沸，然后用镊子将罐口朝下夹出，立即将罐扣在应拔部位，即能吸附在皮肤上。

## 五、拔罐方法

临床拔罐时，可根据不同的病情，选用不同的拔罐法。拔罐法有留罐法、走罐法、闪罐法、留针拔罐法和刺血拔罐法。

### （一）留罐法

留罐法又称坐罐法，即将罐吸附在体表后，使罐子吸拔留置于施术部位10～15 分钟，然后将罐取下。此法是一种常用的方法，一般疾病均可应用，而且单罐、多罐皆可应用。

### （二）走罐法

走罐法亦称推罐法，即拔罐时先在所拔部位的皮肤或罐口上，涂一层凡士林等润滑剂，然后再将罐拔住。医者用右手握住罐子，向上、下或左、右在所拔部位往返推动，至皮肤红润、充血，甚或出血时，将罐取下。此法适宜于面积较大、肌肉丰厚部位，如脊背、腰臀、大腿等部位。

### （三）闪罐法

闪罐法即将罐拔住后，立即起下，如此反复多次地拔住起下，直至皮肤潮红、充血。多用于局部皮肤麻木、疼痛或功能减退等疾患，尤其适用于不宜留罐的患者，如小儿、年轻女性的面部。

### （四）刺血拔罐法

刺血拔罐法又称刺络拔罐法，应拔部位皮肤消毒后，用三棱针点刺出血或用皮肤针击打后，再将火罐吸拔于点刺部位，使之出血，以加强刺血治疗的作用。一般刺血后拔罐留置 10 ~ 15 分钟，多用于治疗丹毒、扭伤、乳痈等。

### （五）留针拔罐法

留针拔罐法简称针罐，即在针刺留针时，将罐拔在以针为中心的部位上，每次 5 ~ 10 分钟，待皮肤红润、充血或瘀血时先将罐取下，再将针起出。此法的特点是针罐配合，共同治疗疾病。

## 六、起罐方法和注意事项

### （一）起罐方法

起罐时，一般先用一只手夹住火罐，另一只手拇指或食指从罐口旁边按压一下，使气体进入罐内，即可将罐取下。若罐吸附过强，切不可用力猛拔，以免擦伤皮肤。

### （二）注意事项

1. 拔罐时要选择适当体位。若体位不当、移动，骨骼凸凹不平，毛发较多的部位，火罐容易脱落，均不适用。

2. 拔罐时要根据所拔部位的面积大小而选择大小适宜的罐。若应拔的部位有皱纹，或火罐稍大，不易吸拔时，可作一薄面饼，置于所拔部位，以增加局部面积。操作时必须动作迅速，这样才能使罐拔紧、吸附有力。

3. 用火罐时应注意勿灼伤或烫伤皮肤。若烫伤或留罐时间太长致皮肤起水疱，水疱较小则无须处理，仅敷以消毒纱布，防止擦破即可；水疱较大时，可用消毒针将水放出，然后涂以龙胆紫药水，或用消毒纱布包敷，以防感染。

4. 皮肤过敏、溃疡、水肿及心脏、大血管分布处，不宜拔罐。高热抽搐者，以及孕妇的腹部、腰骶部不宜拔罐。

# 第五节　刮痧

## 一、刮痧概述

刮痧是指利用特制的刮痧工具，配以一定的刮痧介质，在人体表的特定部位进行反复的刮拭，使皮肤表面"出痧"，即皮肤出现潮红、点状出血或瘀斑的一种方法。常用刮痧工具有刮痧板，分为牛角类、玉石类、木竹类等。治疗时为减轻皮肤疼痛并加强疗效常辅以刮痧介质，主要有水剂、油剂和膏剂，常见的有清水、香油、白酒以及具有治疗作用的药水和膏剂。

## 二、刮痧的功效与适用范围

刮痧主要是通过刺激皮下毛细血管和神经末梢，使中枢神经系统产生兴奋，从而发挥正常的调节功能，并刺激局部毛细血管扩张，加强血液循环。从经络腧穴理论讲，刮痧疗法是通过对穴位及其周围浮络、皮部的刺激，使病变的组织器官得到良性调整，提高人体的正气，以增加抗病能力，达到活血行气、增强机体免疫功能的作用。它是一种调和阴阳、扶正祛邪、消积化瘀的外治方法。

**1. 祛除邪气，疏经通络**　刮治病变相应腧穴的皮肤，使之出现青、紫、充血的痧痕，使腠理得以开启疏通，将滞于经络腧穴及相应组织、器官内的风、寒、痰、湿、瘀血、火热、脓毒等各种邪气从皮毛透达于外，使经络腧穴得以通畅。

**2. 活血止痛，清热消肿**　通过对相应腧穴的刺激，使脏腑经气通畅，气血运行得以改善，体内瘀血清散，达到通则不痛之目的。

通过刮痧，使热邪排出体外，以清体内之瘀热、肿毒。

**3. 祛痰止痉，软坚散结**　由痰湿所致的体表包块及风证，通过刮痧，可使腠理宣畅，痰热脓毒外泄，止痉散结。

**4. 调和阴阳，畅通气机**　疾病的产生是因阴阳失调所致，通过刮痧对病变部位及反应点的适度刺激，可调和阴阳，使机体处于阴平阳秘的生理状态。当外邪乘虚而入时，可使虚弱的脏腑功能得以提高，祛除病邪，使气机升降运行复常。

## 三、刮痧的操作

操作时手持器具，上介质，然后在患者体表的一定部位从上而下沿左右两侧向外刮动，至皮下呈现出一条长形紫红色痧痕为止。刮动时用力要均匀，一般采用腕力，同时要根据患者的反应随时调整刮动的力量。常用的刮痧手法有平刮、竖刮、斜刮、角刮4种。

平刮就是用刮痧板的平边着力于施刮部位上，按照一定的方向进行较大面积的平行刮摩。竖刮也是用刮痧板的平边着力于施刮的部位上进行较大面积的刮摩，所不同的是方向为竖直上下。斜刮是斜行刮摩，以平、边、弯着力于施刮的部位上，适用于人体某些部位不能进行平、竖刮的情况下所采用的操作手法。角刮是用刮痧板的边、角着力于施刮处进行较小面积的刮摩，如鼻沟处，神阙、耳屏、肘窝等部位。

刮痧操作要坚持"虚则补之、实则泻之"的原则。虚证患者，以轻柔和缓的方法，进行较长时间的刮摩，使正气得到补助，疾病好转，即为补法。实证患者，以较强烈有力的手法进行较短时间的刮摩，使邪气得以祛除，病情缓解，即为泻法。

## 四、刮痧的禁忌

各种传染病、急性高热病患者，精神病特别在发作期的患者不宜刮痧。急性骨髓炎、结核性关节炎患者不宜刮痧。破伤风、狂犬病患者不宜刮痧。

血小板减少症、活动性出血性疾病、血友病、白血病及有凝血机制障碍的患者，不宜刮痧。各种表皮溃疡、疮疡、水火烫伤、不明原因的肿块禁止刮痧。身体极度消瘦，或出现恶病质的患者禁止刮痧。对于有皮肤过敏史的患者，忌用易引起过敏的工具刮痧。妇女行经期及妊娠期，腹部、双侧乳部、三阴交、合谷等部位慎用刮痧。对于年老体弱，或空腹的患者，忌重力刮痧。心、肾、呼吸功能衰竭的患者慎刮痧。

# 第十二章

# 常见病的中医健康管理

## 第一节　高血压

### 一、高血压的概念

高血压是指以体循环动脉血压（收缩压和/或舒张压）增高为主要特征（收缩压≥140mmHg，舒张压≥90mmHg），可伴有心、脑、肾等器官的功能或器质性损害的临床综合征。高血压是最常见的慢性病，也是心脑血管病最主要的危险因素。近年来，人们对心血管病多重危险因素的作用以及心、脑、肾靶器官保护的认识不断深入，高血压的诊断标准也在不断调整，认为同一血压水平的患者发生心血管病的危险不同，因此有了血压分层的概念，即发生心血管病危险度不同的患者，适宜血压水平应有不同。

### 二、中医对高血压的认识

#### （一）病因病机

高血压或高血压病是西医学名词，中医古籍中并无此病名，它是一种以血压升高为主要临床表现而病因尚未明确的独立疾病。本病属于中医学"头痛""眩晕"等范畴，并与"心悸""胸痹""中风"等有一定关系。发病原因为机体阴阳平衡失调，复加长期精神紧张，忧思恼怒或过嗜酒辣肥甘而致心肝阳亢或肝肾阴虚，两者互为因果，并可发生化火动风、生痰等生理变化。一般早期偏于阳亢者多，中期多属阴虚阳亢、虚实夹杂，后期多见阴虚，甚者阴伤及阳或以阳虚为主。

## （二）临床表现

高血压的症状因人而异。早期可能无症状或症状不明显，常见的症状是头晕、头痛、颈项板紧、疲劳、心悸等。通常劳累、精神紧张、情绪波动后血压会升高，休息后则恢复正常。随着病程的延长，血压往往会持续升高，并出现各种症状。此时称为缓进型高血压病。缓进型高血压病常见的临床症状有头痛、头晕、注意力不集中、记忆力减退、肢体麻木、夜尿增多、心悸、胸闷、乏力等。高血压的症状与血压水平有一定关联，多数症状在紧张或劳累后可加重，清晨活动后血压可迅速升高，出现清晨高血压，导致心脑血管事件多发生在清晨。当血压突然升高到一定程度时甚至会出现剧烈头痛、呕吐、心悸、眩晕等症状，严重时会发生神志不清、抽搐，这属于急进型高血压和高血压危重症，多会在短时间内发生严重的心、脑、肾等器官的损害和病变，如中风、心肌梗死、肾衰等。其症状与血压升高的水平并无一致关系。继发性高血压的临床表现与原发病有关，高血压仅是症状之一。继发性高血压患者的血压升高有其自身特点，如主动脉缩窄所致的高血压可仅限于上肢。

## 三、高血压发生的原因

### （一）遗传因素

高血压的遗传概率很高，大约60%的高血压患者有一定的家族史。也就是说，高血压可以通过基因遗传影响后代的心血管健康，从而导致人们更容易患上高血压。遗传性高血压发病的时间更早，需要更长时间的降压治疗。

### （二）精神因素

患者如果长期处于异常的精神状态，也会导致高血压的发生。例如，精神紧张、焦虑、激动、容易发怒等，都容易刺激人体大脑神经，导致血液运行更加旺盛，长此以往就会导致高血压的发生。

### （三）环境因素

较差的生存环境容易刺激人体神经，导致疾病的发生。比如所处环境噪声较大，对人体大脑神经会造成刺激。另外，不良的视觉刺激也是常见诱因。

### （四）年龄因素

高血压患病人群多为中老年人，因为生理年龄逐渐增大，人体各个器官的功能下降，从而导致高血压的发生。

### （五）饮食习惯

不良的饮食习惯是诱发高血压的重要原因，而且患病后如果还不注意控制饮食，血压更容易受影响而出现更加严重的异常状态。不良的饮食习惯包括饮食结构不合理，经常抽烟、喝酒，喜欢吃辛辣刺激性食物，甜食、高热量、高胆固醇的食物摄入量过多等，从而导致高血压的发生。

### （六）其他疾病的影响

高血压往往是其他疾病诱发的并发症，包括糖尿病、甲状腺疾病、肾动脉狭窄、肾脏实质损害、其他神经内分泌肿瘤等。

## 四、高血压中医防治方法

中医学认为，高血压根据病因及证候可分为肝阳上亢、痰湿阻络、肝肾阴虚、肝气郁结、气滞血瘀、阴虚阳亢、痰湿阻滞、脾肾阳虚等不同类型。对于不同类型的高血压，需进行辨证施治，采用中药方剂和针灸等方法进行治疗。

**1. 科学饮食起居**　高血压患者必须改变以往的不良生活习惯和行为方式，包括饮食过量、缺乏运动、滥用药物、作息不规律以及过度劳累等，同时采取积极的治疗措施，如汤药、针刺、艾灸、刺络、导引推拿等，通过这些综合措施，大多数患者可以成功控制血压。

**2. 常备安宫牛黄丸、苏合香丸、牛黄清心丸** 对于有高血压家族史或中风史的患者，家中应常备安宫牛黄丸、苏合香丸、牛黄清心丸等具有醒脑开窍作用的药物。一旦发生中风，将药丸溶解在温水中并灌服，可以有效降低中风后遗症的风险，并提高生存率。另外，云南白药也有急救功效，每次服用半克，每日 3~4 次，可用于急性期的治疗。

**3. 治病首在养心** 欢喜情绪是正面情绪的代表，对健康极为有益。中医学认为，心为五脏六腑的主宰，心气的和畅平衡对全身脏腑阴阳平衡、气血通调具有重要作用。然而，过度的欢喜可能对心脏产生不良影响，特别是高血压患者，应避免过度兴奋，以免加重病情。对于长期存在负面情绪的高血压患者，应认真分析病情，采取有效的治疗方法，促使心身健康。

**4. 药枕之方，可降血压** 选用野菊花、淡竹叶、冬桑叶、莱菔子、黄芩、白芍、川芎、蔓荆子、钩藤、蚕沙和酸枣仁各 50g，切碎后制成药枕，可替代日常睡枕使用。为保持药枕的功效与气味，使用过程中需经常翻晒。

**5. 以葛根煎汤代茶饮，长期服用** 葛根具有很好的药食两用价值。葛根泡酒，可以将葛根中的有效成分溶解于酒中，从而发挥其药效。对于不能饮酒的患者，可以选择将葛根代茶饮，或者将其打成粉末状，用开水冲服。葛根有清降体内脂浊的作用，可以有效地调节血脂，降低血压，改善心血管功能。此外，葛根还含有多种营养成分，如黄酮类化合物、植物雌激素等，这些物质具有良好的抗氧化、抗炎、抗癌等作用，对维持身体健康具有重要意义。

# 第二节　糖尿病

## 一、糖尿病的概念

糖尿病是一种以高血糖为特征的代谢性疾病。高血糖是由于胰岛素分泌缺陷或其生物作用受损，或两者兼有引起。长期存在的高血糖，可导致各种组织，特别是眼、肾、心脏、血管、神经的慢性损害和功能障碍。

## 二、中医对糖尿病的认识

### （一）病因病机

糖尿病中医学称为"消渴"，其病因比较复杂，禀赋不足、饮食不节、情志失调、劳欲过度等均可导致消渴。先天禀赋不足是引起消渴的重要内在因素，其中以阴虚体质最易发病。长期过食肥甘厚味、醇酒辛辣或温燥壮阳的药物，可致脾胃运化失职，积热内蕴，化燥伤津，消谷耗液，发为消渴。长期过度的精神刺激，如郁怒伤肝，气郁化火，或劳心竭虑，心火内燔，消灼肺胃阴津而发为消渴。房事不节，劳欲过度，损耗精神，虚火内生，上蒸肺胃，终至肾虚、肺燥、胃热俱现而发为消渴。消渴的病机主要在于阴津亏损，燥热偏盛，而以阴虚为本，燥热为标。两者互为因果，阴愈虚则燥热愈盛，燥热愈盛则阴愈虚。病变的脏腑主要在肺、胃、肾，尤以肾为关键。三脏之中，虽有所偏重，但往往相互影响。

### （二）临床表现

**1. 代谢紊乱**　血糖升高后因渗透性利尿可引起多尿，继而口渴多饮；外周组织对葡萄糖利用障碍，脂肪分解增多，蛋白质代谢负平衡，渐见乏力、消瘦，儿童生长发育受阻；为了补偿损失的糖、维持机体活动，患者常易饥、多食，故糖尿病的临床表现常被描述为"三多一少"，即多尿、多饮、多食和体重减轻，并可伴有皮肤瘙痒，尤其是外阴瘙痒。血糖升高较快时可使眼房水、晶体渗透压改变而引起屈光改变致视物模糊。许多患者无任何症状，仅于健康检查或因其他疾病就诊化验时发现高血糖。

**2. 1型糖尿病**　临床表现多样，可以是轻度非特异性症状，也可以是典型的"三多一少"症状或昏迷，取决于病情发展阶段。多数青少年患者起病较急，症状较明显，如果未及时诊治，当胰岛素严重缺乏或病情进展较快时，可出现DKA（糖尿病酮症酸中毒），进而危及生命。某些成年患者，早期临床表现不明显，尽管起病急缓不一，但通常会很快进展到糖尿病需用胰岛素控制血糖或维持生命。这类患者很少肥胖，但肥胖不排除本病可能性。

通常血浆基础胰岛素水平低于正常，葡萄糖刺激后胰岛素分泌曲线低平，胰岛 β 细胞自身抗体检查可呈阳性。

**3.2 型糖尿病**　本病为一组异质性疾病，包含许多不同病因者。可发生在任何年龄，但多见于成人，常在 40 岁以后起病；多数发病缓慢，症状相对较轻，半数以上无任何症状。不少患者因慢性并发症、伴发病或仅于健康检查时发现。很少自发性发生酮症酸中毒，但在感染等应激情况下也可发生。T2DM 的 IGR 和糖尿病早期不需胰岛素治疗的阶段一般较长，随着病情进展，相当一部分患者需用胰岛素控制血糖、防治并发症或维持生命。常有家族史。临床上肥胖症、血脂异常、脂肪肝、高血压、冠心病、IGT 或 2 型糖尿病等疾病常同时或先后发生，并伴有高胰岛素血症，目前认为这些均与胰岛素抵抗有关，称为代谢综合征。

**4. 特殊类型糖尿病**　①青年人中的成年发病型糖尿病（MODY）：这是一组高度异质性的单基因遗传病，主要临床特征为有三代或以上家族发病史，且符合常染色体显性遗传规律，发病年龄小于 25 岁，无酮症倾向，至少 5 年内不需用胰岛素治疗。②线粒体基因突变糖尿病：引起胰岛 β 细胞氧化磷酸化障碍，抑制胰岛素分泌。临床特点为母系遗传；发病早，β 细胞功能逐渐减退，自身抗体阴性，身材多消瘦（BMI < 24），常伴有神经性聋或其他神经肌肉表现。

## 三、糖尿病产生的原因

### （一）饮食因素

患者多喜食肥甘厚腻之品，而又不喜运动，从而导致痰湿。痰湿停聚，郁而化热，消耗脾胃阴液，造成脾胃阴虚为本、湿热为标的病机。这个过程比较慢，可以持续 20 余年才发生糖尿病。人体脾胃功能到中年开始下降，阴液的消耗大于生成，而逐渐出现阴虚。这是大部分中年人出现糖尿病的原因。

### （二）情绪因素

"五志过极皆可化火"，过度的情绪都会产生"内生之火"。常见的有肝郁化热化火。火热伤津耗液，形成阴虚。脾气暴躁或容易生闷气的人多属于这类情况。

### （三）体质虚弱

素体虚弱，加之大病或热性病证的侵害，如急性胆囊炎、急性阑尾炎、急性胃肠炎、急性盆腔炎、急性肺炎等，加剧了阴虚的形成。阴液消耗速度的快慢，会影响是否出现生成不及与消耗多度的亏损局面，也是影响糖尿病发生发展的重要因素。阴虚太过、火热太盛则糖尿病进展迅速。

## 四、糖尿病中医防治方法

**1. 饮食调理**　饮食是中医预防糖尿病的重要因素之一。中医建议多吃粗粮、蔬菜、水果等食物，少吃高脂肪、高糖分、高盐的食物。同时，饮食宜规律，不可过度饮食和暴饮暴食。此外，中医还推荐一些具有调节血糖作用的食物，如苦瓜、山药、菊花等。

**2. 运动保健**　适当的体育锻炼有益于糖尿病的预防。中医建议每天进行适度的有氧运动，如散步、跑步、游泳、打太极拳等，以促进代谢，提高免疫力和抗病能力。

**3. 情绪调节**　情绪波动和精神紧张会使体内内分泌失调，从而导致糖尿病的发生。因此，保持良好的情绪状态对于预防糖尿病很重要。中医建议要保持乐观心态，避免情绪波动过大。

**4. 中药调理**　中药可以起到调理身体的作用，对于糖尿病的预防有一定的帮助。黄芪、人参、苦瓜、枸杞子等都具有降糖、调节血糖的作用。但需要注意的是，中药调理必须在中医师指导下进行，避免滥用或误用。

**5. 定期体检**　定期体检可以早期发现糖尿病的征兆，及时采取相应的措施进行治疗和调理，预防糖尿病的发生和发展。中医强调预防为主，建议每年至少进行 1 次健康体检，以确保身体处于健康状态。

**6. 滋阴清热**　中医学认为，消渴病的病因是阴虚为本，燥热为标。因此，滋阴清热法是古今医家治疗消渴病的基本法则。该方法适用于中医辨证为阴虚热盛型的患者，主要症状为口干、口渴、口苦、五心烦热、多食、易饥、盗汗、舌质红、舌苔薄白。常用中药有生石膏、知母、黄连、元参、沙参等。

**7. 益气养阴**  中医学认为，气是构成人体生命的基础，气具有气化、营养、固摄、温煦、推动等多种生理功能。益气养阴是治疗消渴病的基本原则，适用于气阴两虚者，主要症状为口干舌燥、多饮多尿、疲乏无力、舌质红、舌苔白。常用中药有黄芪、人参、山药、麦冬、沙参等。

**8. 泻下润燥**  泻下润燥法适用于津伤燥结之症，肠燥便秘、瘀热互结者。常用方剂是加味桃仁承气汤加减。常用中药有大黄、桂枝、桃仁、元胡粉、甘草、元参、生地黄、麦冬、黄芪、地骨皮等。该方能明显降低血糖、血脂，改善血液黏稠度，减轻或延缓糖尿病肾小球毛细血管基底膜的增厚，增强机体对胰岛素的敏感性，改善胰岛素抵抗。

# 第三节  肥胖症

## 一、肥胖症的概念

肥胖症是指机体总脂肪含量过多或局部脂肪含量增多及分布异常，是由遗传和环境等因素共同作用而导致的慢性代谢性疾病。国家卫生健康委员会发布的《成人肥胖食养指南（2024 年版）》指出，我国 18 岁及以上居民的超重率、肥胖率分别达到 34.3% 和 16.4%，肥胖率呈上升趋势。目前，临床上判定肥胖的标准一般有 3 种：体脂率、腰围、BMI 指数（身体质量指数），其中腰围、BMI 自己就能测算。BMI 的计算是体重（公斤）除以身高（米）的平方得到的值，大于 24 为超重，大于 28 为肥胖。1.75 米的男性超过 86kg 就属于肥胖，超过 76kg 就是超重。另一个指标是看腰围，通常来说，男性腰围≥90cm、女性腰围≥85cm，就可定义为腹型肥胖。

## 二、中医对肥胖症的认识

### （一）病因病机

**1. 年老体弱**  肥胖的发生与年龄有关，中年以后，正气由盛转衰，脾胃运化功能减退，加之过食肥甘，运化不及，聚湿生痰，痰湿凝结，或肾阳虚衰，不能化气行水，酿生水湿痰浊，故成肥胖。

**2. 饮食不节**　过食肥甘厚味，久则致脾之运化功能受损，水谷不得化为精微，遂变生膏脂，随郁气流窜而停于筋膜腔隙，形成肥胖。

**3. 劳逸失调**　中医有"久卧伤气，久坐伤肉"之说，伤气则气虚，伤肉则脾虚，脾气虚弱，运化失司，水谷精微不能输布，水湿内停，而形成肥胖。

**4. 先天禀赋**　肥胖与先天禀赋有关。痰湿体质易出现气血津液失调，水湿停聚，聚湿生痰而生肥胖。阳热体质多胃热偏盛，若食欲亢进，脾运不及，亦可致膏脂痰湿堆积，形成肥胖。

**5. 情志所伤**　七情内伤，脏腑气机失调，伤及中焦枢纽，脾胃升降功能受阻，水谷运化失司，水湿内停，痰湿聚积，亦成肥胖。

肥胖的病机总属阳气虚衰，痰湿偏盛。病位在脾与肌肉，与肾关系密切，涉及肝、心、肺。脾气虚弱则运化转输无力，水谷精微失于输布，化为膏脂和水湿，留滞体内；胃热食纳太过，困滞脾土，转化痰湿膏脂，留滞体内；脾肾阳气虚衰，水液气化失常，痰湿水饮内停；肝失疏泄或心肺气虚，致使津血失于输布，血行迟缓，水湿内停而导致肥胖。病理因素以痰湿为主，与气滞、血瘀郁热有关。病理性质有虚实之分。本虚多为脾肾阳气虚衰，或兼心肺气虚；标实为痰湿膏脂内停，或兼水湿、血瘀、气滞郁热等。临床常有偏于本虚及标实之不同。前人有"肥人多痰""肥人多湿""肥人多气虚"之说，即针对其不同病机而言。

## （二）临床表现

肥胖者的特征是身材外形显得矮胖、浑圆，脸部上窄下宽，双下巴，颈粗短，向后仰头枕部皮褶明显增厚。胸圆，肋间隙不显，双乳因皮下脂肪厚而增大。站立时腹部向前凸出而高于胸部平面，脐孔深凹。短时间明显肥胖者下腹部两侧、双大腿和上臂内侧上部和臀部外侧可见紫纹或白纹。儿童男性肥胖者，外生殖器埋于会阴皮下脂肪中，阴茎显得细小而短。手指、足趾粗短，手背因脂肪增厚而使掌指关节凸出处皮肤凹陷，骨凸不明显。轻至中度原发性肥胖可无任何自觉症状，重度肥胖者多怕热，活动能力降低，甚至活动时有轻度气促，睡眠时打鼾。同时可有高血压、糖尿病、痛风等临床表现。

## 三、肥胖症发生的原因

### （一）外源性病因

外因以饮食过多而活动过少为主。当日进食超过消耗所需的能量时除以肝、肌糖原的形式储藏外，几乎完全转化为脂肪，储藏于全身脂库中，其中主要为甘油三酯，由于糖原储量有限，故脂肪为人体热能的主要贮藏形式。如经常摄入过多的中性脂肪及糖类，则易使脂肪合成加快，成为肥胖症的外因。另外，在活动过少的情况下，如停止体育锻炼，或疾病恢复期卧床休息，或产后休养等均可出现肥胖。

### （二）内源性病因

**1. 遗传因素**　流行病学调查显示，单纯性肥胖者中有明显的家庭发病倾向。父母双方都肥胖，所生子女中患单纯性肥胖者是父母双方体重正常者所生子女的 5~8 倍。

**2. 神经精神因素**　现已知，人类和多种动物的下丘脑中存在着两对与摄食行为有关的神经核，一对为饱中枢，另一对为饥中枢。饱中枢兴奋时有饱感而拒食，破坏时则食欲大增；饥中枢兴奋时食欲旺盛，破坏时则厌食拒食。二者相互调节，相互制约，在生理条件下处于动态平衡状态，使食欲调节于正常范围而维持正常体重。当下丘脑发生病变时，如果腹内侧核破坏，则腹外侧核功能相对亢进，导致贪食无厌，从而引起肥胖。反之，当腹外侧核被破坏，则腹内侧核功能相对亢进而厌食，从而引起消瘦。

## 四、肥胖症中医防治方法

### （一）中药调理

中医倡导个体化治疗，根据患者的体质和症状进行辨证施治。对于湿热重的患者，可以使用清热解毒的中药，如黄连、黄芩等；对于气滞血瘀证的患者，可以使用活血化瘀的中药，如川芎、丹参等。中药的煎煮和服用方法也需要根据个人情况进行调整。

**1. 脾虚湿阻证**

症状：肥胖，头胀，肢体困重，懒言少动，腹满，口淡，食欲缺乏，尿少，舌淡红，苔白腻，脉缓。

治法：健脾益气，利水渗湿。

推荐处方：参苓白术散。参照《中医方剂大辞典》推荐组方及剂量：莲子肉15g，薏苡仁20g，砂仁10g，桔梗10g，白扁豆20g，茯苓15g，人参10g，甘草6g，白术15g，山药15g。

辨证施食：扁豆、大枣、山药、龙眼肉、茯苓、橘皮、莲子。

**2. 胃肠实热证**

症状：肥胖，头胀眩晕，消谷善饥，口臭口干，口渴喜饮，大便秘结，舌红，苔黄腻，脉滑数。

治法：清泄胃热，通腑泄浊。

推荐处方：佩连麻黄汤。参照文献推荐组方及剂量：佩兰15g，黄连20g，麻黄6g。

辨证施食：决明子、昆布、胖大海、荷叶、葛根。

**3. 气滞血瘀证**

症状：肥胖，胸胁苦满，胃脘痞满，女性可见月经不调或闭经，失眠多梦，舌暗红，苔白或薄腻，脉弦。

治法：疏肝解郁，行气化痰。

推荐处方：逍遥散。参照《中医方剂大辞典》推荐组方及剂量：当归10g，茯苓15g，白芍10g，白术10g，柴胡15g，甘草6g，生姜6g，薄荷3g。

辨证施食：佛手、橘皮、薄荷、白萝卜。

**4. 脾肾阳虚证**

症状：肥胖，虚浮肿胀，畏寒，疲乏无力，腰酸腿软，腹胀痞满，纳呆，便溏，舌淡，苔薄白，脉沉细无力。

治法：补益脾肾，温阳利水。

推荐处方：真武汤加减。参照《中医方剂大辞典》推荐组方及剂量：茯苓 15g，白芍 15g，生姜 10g，白术 10g，熟附子 10g。

辨证施食：芡实、山药、茯苓、肉桂、生姜。

## （二）饮食调理

对于肥胖患者，中医建议每餐应吃七分饱，不要暴饮暴食。此外，还要避免高糖、高脂、高盐食物的摄入，增加蔬菜、水果的摄入。中医还推荐一些具有燥湿排脂作用的食物，如薏米、赤小豆等，可作为饮食调理的辅助手段。

## （三）针灸疗法

针灸是中医常用的治疗手段之一，对于肥胖症也有一定效果。中医将肥胖归纳为"血热蕴结"或"脾胃湿浊"，采用针灸调理脏腑功能，激活经络，达到消除湿热、疏通气血的目的。常用的穴位有足三里、脾俞等。

**1. 毫针/电针疗法** 健脾利湿化痰。主穴：中脘、天枢、大横、气海、关元、足三里、三阴交、曲池。辨证加减：脾虚湿阻加水道、阴陵泉或丰隆；胃肠实热加上巨虚、内庭；肝郁气滞加合谷、太冲；脾肾阳虚加肾俞、脾俞。疗程：隔天1次，共治疗12周。

**2. 温针疗法** 温阳利湿化痰。主穴：a. 脾俞、肾俞。b. 中脘、气海、足三里。操作方法：在毫针/电针疗法的基础上，可交替选择a、b组穴位进行温针灸治疗。针刺得气后先行补法，在穴位针柄上穿一段长2~3cm的艾条从底部点燃。穴位上注意用硬纸片等做好隔热防护，防止艾灰掉落灼伤皮肤。疗程：隔天1次，共治疗12周。适用于脾虚湿阻、脾肾阳虚证肥胖。

## （四）耳穴疗法

主穴：胃、神门、饥点、内分泌、三焦、交感、肾、口、大肠、脾。操作方法：穴位常规消毒后，每次选3~5个穴位，毫针针刺，或王不留行籽贴压，单侧取穴。疗程2~3天1次，共治疗12周。适用于各种证型的肥胖，常配合毫针/电针疗法使用。

### （五）穴位埋线

主穴：中元、天枢、大横、关元、足三里、阿是穴。操作方法参照《针灸技术操作规范第 10 部分：穴位埋线》。患者取平卧位，暴露所需要埋线的部位。穴位常规消毒后，快速将针刺入皮下，选择适当针刺方向刺入达到所需的深度后，边推动针芯边退出针管，将线体完全置入穴位的肌层或皮下组织。针尖退出皮肤后，立即用无菌干棉签按压针孔片刻止血。疗程每两周埋线 1 次，共治疗 12 周。适用于各种证型的肥胖。

### （六）推拿按摩

推拿按摩是中医的特色疗法之一，也可以用于肥胖症的治疗与调理。按摩可以促进脂肪代谢，疏通经络，改善脾胃功能。常用的推拿手法有揉、捏、点、按等，可以选择适当的技法和部位进行按摩。

# 第四节　脑卒中

## 一、脑卒中的概念

脑卒中是一种高危急症，具有突发性和不确定性，主要因脑血管阻塞或血管破裂造成供血异常，使脑组织受到损伤所致。近年来，随着日常工作压力越来越大，生活节奏加快，脑卒中的发病正趋于年轻化，且发病率不断提高，因脑卒中致偏瘫者每年都在增长。脑卒中具有极高的致残率和病死率，存活者发生神经损伤、功能障碍的风险较高，可降低患者的生活能力，增加家庭的经济负担。早期、及时、合理的康复护理，有助于患者神经和肢体运动功能的恢复。

## 二、中医对脑卒中的认识

### （一）病因病机

脑卒中的病因为风、虚、痰、瘀、火、气，风为风邪。虚为发病的内因，五脏亏虚均可导致脑卒中，其中以脾肾为基础。痰、火、瘀均为病理产物，而痰、瘀为虚的病理产物，火在痰、瘀之上，加速病情的发展。气为气机运行不畅，气机逆乱为脑卒中的根本病机。

**1. 外风侵袭**　脑卒中不仅发病较急，进展迅速，而且与风邪有着密切的关系。《素问·风论》提出："风气循风府而上，则为脑风。"首次提出风邪侵袭人体，可以导致肢体不遂，首次记载了脑卒中的特征性症状偏枯。《灵枢·九宫八风》云："其有三虚而偏中于邪风，则为击仆偏枯矣。"说明因风邪所中部位不同而预后各异。《金匮要略·中风历节病脉证并治》云："夫风之为病，当半身不遂；或但臂不遂者，此为痹。脉微而数，中风使然。寸口脉浮而紧，紧则为寒，浮则为虚……正气引邪，喝僻不遂。"提出本病的发生是由于正气不足、风邪侵袭所致。巢元方《诸病源候论·风病诸候》曰："半身不遂者，脾胃气弱，血气偏虚，为风邪所乘故也。"认为脾胃亏虚、气血不足是本病发生的内在因素，风邪侵袭为外因。

**2. 肝失疏泄**　肝主疏泄，调节机体的气血运行。肝的疏泄功能正常，气血运行才能够各循其道，人体各项功能活动才能正常进行，正如《素问·调经论》所述："阴阳匀平，以充其形。九候若一，命曰平人。"肝脏体阴而用阳，若肝的枢机作用不利，阳气亢盛而上逆，肝主藏血功能亦随之失常，血随气逆，上冲脑窍。脑为清窍，手足阳经交汇之所，主司机体的各项生理活动。脑窍被上逆之气血蒙蔽，功能失司，阳经气血受阻，筋脉不通，肢体活动不遂，即为脑卒中。如《素问·生气通天论》所言："阳气者，大怒则形气绝而血菀于上，使人薄厥。"肝为风木之脏，风气偏盛易于引动肝风，内外之风相合，侵袭机体。风邪伤人，首先侵袭于阳位。头为诸阳之会，风邪引动头脑气血逆乱，气血妄行，溢于脉外，脑络被瘀血阻滞不通，清窍失司，肢体失用，发为脑卒中。

**3. 痰瘀滞络**　本病的发生发展常常瘀血和痰饮相兼为患，而痰瘀互结乃基本病机，贯穿于疾病的始终。正如《素问·通评虚实论》所言："凡治消瘅，仆击，偏枯，痿厥，气满发逆，甘肥贵人，则膏粱之疾也。"金元四大家之一的朱丹溪认为，本病是由于脾气不足，湿邪困遏机体，化生为痰饮，痰饮日久而化热，引动风邪，风邪夹痰上犯脑髓，蒙蔽清窍所致，即"大率主血虚痰"。明代《症因脉治》认为，其或为瘀血，或为痰饮，痹阻经脉，肢体失用而发病。

## （二）临床表现

脑卒中患者会突然出现口眼㖞斜、言语不利、一侧肢体无力或不灵活、步态不稳、剧烈头痛、恶心呕吐、意识障碍等症状，生活无法自理。部分患者还会出现智力下降、记忆力下降、意识障碍等。除此之外，患者可能因行动不便而出现坠床、跌倒、走失等意外事故。

## 三、脑卒中发生的原因

脑卒中的发病原因主要包括以下几方面。

**1. 血管壁的病变** 动脉粥样硬化、动脉炎症、先天性血管病以及血管损伤，会导致血管壁损害，从而引起脑卒中。

**2. 心脏病及血流动力学的改变** 突然的高血压、低血压，或者血压短时间内波动较大以及心功能障碍均会导致脑卒中。

**3. 血液成分及血液流变学改变** 如存在高黏血症、红细胞增多症等情况。

**4. 凝血机制异常** 长期使用抗凝剂或避孕药，以及存在各种血液病。

**5. 其他原因** 因发生脑血管受压、外伤、痉挛等病证而诱发脑卒中。

## 四、脑卒中中医防治方法

## （一）预防

**1. 防发病** 针对可能存在的危险因素要加以防范处理，定期做好监测工作，并对其他危险因素（如高血压等）加以控制和处理，最大限度地减少疾病的发生。同时要戒烟禁酒，限制每日盐的摄入量，多食新鲜蔬菜、水果，科学合理地运动，增强体质，减少疾病的发生。

**2. 防复发** 对于已出现脑卒中或短暂性脑缺血的患者，除积极治疗外，还要防止复发。血压高者要服用降压药，预防疾病反复发作。

**3. 防加重** 对于脑卒中患者，要加强治疗及康复护理，最大限度地避免病情加重。

## （二）艾灸

艾灸可温经通络，调和气血，促进患者生理功能恢复，缓解临床症状。艾灸神阙穴可温补胃、肾、脾，调节元气。艾灸关元穴可温肾固本，补气回阳。

## （三）刮痧和针刺

刮痧具有提高免疫功能、改善微循环的功效。刮痧通过对皮肤表层的刺激，从而刺激神经末梢，调节大脑皮质区域，使内在逐渐趋于平衡。针刺疗法通过穴位刺激，产生通达经脉、调理全身气血的功效，最终使脏腑功能归于平衡，尤其对脑卒中后失眠的改善效果明显。

## （四）药物疗法

**1. 降压药物治疗** 心脑血管病的发病、复发以及预后皆与高血压病有着密切关系，相关研究表明，人体血压水平与脑卒中发病的危险性呈对数线性关系，降压治疗可有效预防脑卒中的发生。

**2. 降糖药物治疗** 有研究显示，高血糖可以增加脑卒中的发生风险，是脑卒中的独立危险因素之一。目前用于降糖的药物主要有磺酰脲类、双胍类、噻唑烷二酮类、α-葡萄糖苷酶抑制剂、格列奈类及胰岛素等，可根据患者情况，在医生的指导下服用。

**3. 降脂药物治疗** 大量研究证实，血清中的总胆固醇、低密度脂蛋白升高和高密度脂蛋白降低均与心血管病有着密切的关系，他汀类降脂药物可以降低脑卒中的发病率和死亡率。

**4. 抗血小板聚集和降纤药物治疗** 研究表明，缺血性脑卒中的病因常常与脑血管血栓的形成密切相关，无论是欧美脑血管病防治指南，还是中国脑血管病防治指南，以及卫生部关于脑卒中单病种管理文件，均特别强调了抗血小板聚集治疗在防治脑卒中中的重要性，因此长期的抗血小板聚集治疗是防治脑卒中的关键。氯吡格雷、拜阿司匹林等具有抗血小板聚集的作用，可促进梗死部位血液循环，对保护神经功能有积极作用。

# 第五节　肿瘤

## 一、肿瘤的概念

肿瘤是机体细胞在各种始动与促进因素作用下产生的增生与异常分化所形成的新生物。肿瘤的生长不受正常机体生理调节，而是破坏正常组织与器官。肿瘤可分为良性肿瘤、恶性肿瘤及介于良性与恶性肿瘤之间的交界性肿瘤。有明确肿块形成的为实体瘤，没有明确肿块的为非实体瘤，非实体瘤大多为血液系统恶性肿瘤。

## 二、中医对肿瘤的认识

### （一）病因病机

中医学认为，肿瘤的发生原因主要是精神的过度紧张、情绪忧郁，或者外邪的侵犯，以及机体衰老、不良生活起居等，引起体内气血瘀滞，最后诱发肿瘤。人体内所产生的某些不正常物质积累在体内，或者内脏功能失调、紊乱，都能成为诱发肿瘤的病因。

### （二）临床表现

《诸病源候论》记载："瘤者，皮肉中忽肿起，初梅李大，渐长大，不痛不痒……"意思是说肿瘤是逐渐长大的，一般没有痛痒症状，经过较长时间后，有的会长得很大，不能消退。历代中医文献有很多关于肿瘤临床症状的形象描述。

## 三、肿瘤产生的原因

### （一）外源性因素

**1. 环境因素**　近年来肺癌的发生率日益增加，与吸烟和大气污染有密切关系。另外，过度的阳光照射可导致皮肤鳞状细胞癌、基底细胞癌和恶性黑色素瘤。长期接触放射线而又缺乏有效防护措施者，皮肤癌和白血病的发生率较一般人要高。

**2. 饮食因素**　致癌的食物主要包括霉变食物、烧烤食物、腌制食品等。霉变食物是指食物上生长有黄曲霉毒素，如果食用含黄曲霉毒素的食物，会导致肝脏、消化道受到损伤，引起息肉状增生或癌变。烧烤食物是经过明火在高温下烘烤而成的食物，在烧烤的过程中会产生苯并芘、杂环胺等有害物质，长期食用烧烤类食物易导致胃癌的发生。腌制食物主要包括腊肉、咸菜、咸鱼等。腌制食物会含有大量的亚硝酸盐，而亚硝酸盐进入人体后易转化成致癌物质亚硝酸胺。

### （二）内源性因素

**1. 内在因素**　一些病毒可引发癌症，如人类乳头瘤病毒与生殖道和喉等部位的乳头状瘤有关，也与宫颈原位癌和浸润癌等有关。乙型肝炎病毒感染者发生肝细胞癌的概率是未感染者的许多倍。

**2. 遗传因素**　许多常见的恶性肿瘤，如乳腺癌、胃癌、大肠癌、肝癌、食管癌、白血病往往有家族聚集现象，因此家族直系亲属中有患恶性肿瘤的人群，患癌症的风险更大。

### 四、肿瘤中医防治方法

中医药在辅助手术、放疗、化疗方面起着重要作用。术前服用中药，可增强机体对手术的耐受性。术后用中医药治疗可减少术后发热、贫血等的发生，促进手术创口愈合，恢复脏器功能，提高机体免疫力。可减毒增效，减轻因放化疗引起的骨髓造血功能抑制，白细胞下降，减轻呕吐、腹泻等消化道反应。减少因放疗引起的口腔黏膜溃疡、放射性肺炎、放射性肠炎等并发症的发生，提高放化疗的效果。中医药对一些肿瘤特有的并发症，如癌性发热、疼痛和癌性胸水、腹水都有独特的治疗效果。

**1. 合理饮食**　在日常生活中，可以适量食用西红柿、山楂、大蒜、芦笋、胡萝卜、芹菜等，这些食物具有防癌、抗癌的作用，对于预防肿瘤的发生具有一定的效果。同时，还要保证蛋白质的摄入，多吃鸡蛋、牛奶、豆浆等，以增强身体的抵抗力。

**2. 锻炼身体**　结合自身情况，适当进行体育锻炼，如慢跑、游泳、打羽毛球、跳舞等，增强体质，预防肿瘤的发生。

**3. 保持心情愉悦**　避免情绪过于激动，多与他人沟通，或听听音乐，缓解不良情绪。

**4. 药物疗法**　中医预防肿瘤多从扶正培本、解毒抗癌入手，通过扶助、调补人体气血阴阳，最大限度地调动人体自身抗病能力，阻断机体可能发生的癌变趋势，铲除肿瘤发生的土壤。同时，运用解毒抗癌中药直接抑制和消灭具有恶变潜能的细胞，达到预防肿瘤的目的。

中医常用的扶正药物有人参、黄芪、党参、茯苓、白术、当归、山药、太子参、薏米、枸杞子、女贞子、补骨脂等，这些药物能显著提高人体免疫功能。常用的抗癌解毒中药有白花蛇舌草、半枝莲、藤梨根、土茯苓、金荞麦、干蟾皮、白英、龙葵、蛇莓、苦参等，这类药物具有直接或间接杀伤肿瘤细胞的作用。

近年来研究还发现，六味地黄丸、冬凌草片能一定程度地抑制食管癌的癌前病变——食管上皮重度增生；四君子汤、小柴胡汤、黄芪建中汤对胃癌前疾病——慢性萎缩性胃炎伴肠化或不典型增生、残胃炎等均有较好效果。

中医药主张"药食同源""寓药于食"，如通过绿茶防癌。绿茶含有丰富的茶多酚、维生素 C 和微量元素锰，茶多酚能阻断亚硝酸胺的合成，消除体内致癌源；维生素 C 和微量元素锰具有抗辐射、降低肝癌发生率的作用。此外，芦笋、银耳、香菇、灵芝、大蒜等食物，均有一定的防癌抗癌作用。

# 第六节　感冒

## 一、感冒的概念

感冒又称上呼吸道感染，上呼吸道感染是鼻腔、咽或喉部炎症的总称。常见病原体为病毒感染，少数由细菌感染引起。上呼吸道感染具有较强的传染性。大部分患者预后较好，极少数患者因身体素质较弱、年龄较大、存在严重并发症等因素预后不良。

## 二、中医对感冒的认识

### （一）病因病机

中医学认为，流行性感冒属于时疫范畴。其致病因素为疠气、疫毒，多兼秽浊，发病及传变迅速，具有很强的传染性，大多数患者症状相似。流感病因多为风、寒、暑、湿、燥、火六淫邪气以及疠气等外袭，受病原体、气候、地域的影响，临床表现不同。不同流感的感染病原类型有异，中医病机有伤寒、温病的区别。《灵枢·百病始生》云"两虚相得，（病邪）乃客其形"。流感的发生是人体内外因素结合的结果。

就外因而言，为感受异常六气与疫疠毒气。其一，异常六气可郁闭人体卫气，影响脏腑本气及气化，故异常六气是人体感受疫毒的外环境。其二，疫疠毒气具有较强烈的致病能力，即使气候没有太过与不及，也有可能感染。

就内因而言，其一，患者或肾精失于封藏，或脾气亏虚，或肺气不足，导致卫气亏虚，抗邪能力不足而导致感冒的发生。其二，患者素体禀赋不足，存在阻碍卫气运行的痰湿、水饮、湿热、瘀血等病理因素，加之卫气亏虚，便形成了容易感受疫疠毒气的内环境。内外环境相应，则致感冒发生。

### （二）临床表现

**1. 鼻塞，流涕** 感冒最明显的症状就是鼻塞，不管是哪个类型的感冒都会出现鼻塞。感冒初期患者会出现流鼻涕，开始是清鼻涕，病情慢慢好转时则变为黄色浓稠的鼻涕，等到鼻涕消失，感冒随之康复。

**2. 喉咙不适，咳嗽** 患者往往会出现喉咙肿痛并伴有口干的情况，严重时会咳嗽，吞咽时会感觉嗓子痛。这很可能是风热感冒造成的，可以用清热解毒药治疗。

**3. 发热** 很多患者会出现发热，有的体温可高于 38.5℃，且体温呈持续升高状态。同时患者会出现畏寒症状，即通常所说的怕冷。因发热，可导致肌肉乳酸代谢过剩，机体不能及时排泄，从而引起全身肌肉酸痛。

### 三、感冒发生的原因

#### （一）外源性因素

**1. 病毒感染**　急性上呼吸道感染有 70%～80% 都是由病毒引起的，主要有流感病毒、副流感病毒、腺病毒、鼻病毒、埃可病毒、柯萨奇病毒、麻疹病毒、风疹病毒等。普通感冒不同季节的致病病毒并非完全一样。其中以冠状病毒和鼻病毒为主要致病病毒。感冒通常呈散发性，常易合并细菌感染。

**2. 细菌感染**　细菌感染可直接或继病毒感染之后发生，以溶血性链球菌为多见，其次为流感嗜血杆菌、肺炎球菌和葡萄球菌等，偶见革兰阴性杆菌，感染的主要表现为鼻炎、咽喉炎或扁桃体炎。鼻腔及咽黏膜充血、水肿、上皮细胞破坏，少量单核细胞浸润，有浆液性及黏液性炎性渗出。继发细菌感染后，有中性粒细胞浸润，有大量脓性分泌物。

#### （二）内源性因素

有受凉、淋雨、过度疲劳等诱发因素，使全身或呼吸道局部防御功能降低，原已存在于上呼吸道或从外界侵入的病毒或细菌可迅速繁殖，引起发病。尤其是老幼体弱或有慢性呼吸道疾病，如鼻窦炎、扁桃体炎的患者，更易患病。

### 四、感冒中医防治方法

#### （一）补充水分，避免高温

天气炎热，人体水分挥发过快过多，使人体代谢失衡，抵抗力下降，从而导致感冒的发生。此时应及时补充水分，适当增加些果汁，新鲜水果、蔬菜等，失水过多者，应急补糖盐水，补充身体必需的水液和微量元素，增强机体的抗病能力。要远离热源，及时采取降温措施。

## （二）谨防风寒

风寒侵袭是感冒的重要原因。过度贪凉容易导致风寒束表，形成内热外寒型感冒，过食生冷容易导致寒凉直中脾胃，形成胃肠型感冒。

## （三）穴位按摩

用双手的拇指、食指、中指指端（任用一指）按摩鼻道、迎香、鼻流等穴，再用鱼际穴周围的肌肉发达区，揉搓鼻腔两侧由迎香穴至印堂穴的感冒敏感区。也可按摩涌泉穴，直至发热，使经络通畅，气血运行正常，预防风寒侵入。

## （四）药物防治

防治流感宜调补卫气，解毒除疫。补即补益卫气，重点补益肺、脾、肾三脏精气。补肺首选大剂量黄芪，补脾可选人参汤、四君子汤等，补肾可选生（熟）地黄、枸杞子、炮附子等。调即调节卫气的循行，运用祛邪之药，祛除寒邪、湿邪、水饮、痰热、瘀血等病理因素，使卫气充足而流畅，达到御邪之功。

中医学认为，正气存内，邪不可干，故在补益卫气的基础上可加用温散寒湿药，如防风、藿香等；燥湿健脾药，如苍术、白术等；清热祛湿药，如黄芩、茯苓等。

急性期以调为主，以补为辅，重在解毒。在宣肺的基础上可加用清热、化湿、祛饮、活血之药，并重用清热解毒药。方如银翘散、麻杏石甘汤、平胃散、清瘟安胃汤、宣肺败毒饮等。后期以补为主，以调为辅，有余毒者兼以解毒。脾肺气虚、阴虚者，可用异功散、生脉饮、沙参麦冬汤加减。卫气不足，腰酸膝软者加用杜仲、桑寄生、生地黄等补益肾气。

# 主要参考文献

［1］叶延程．中医体质分类与健康管理［M］．兰州：甘肃科学技术出版社，2019.

［2］李灿东．中医诊断学［M］．北京：中国中医药出版社，2016.

［3］张思超．中医健康管理学［M］．北京：中国医药科技出版社，2020.

［4］胡广芹，张晓天．中医健康管理［M］．北京：中国中医药出版社，2019.

［5］王文姮，刘志梅，田丽霞．中医养生的理与法［M］．北京：中国中医药出版社，2020.

［6］郑洪新．中医基础理论专论［M］．10版．北京：中国中医药出版社，2016.

［7］邱晓堂，屈凯，程亚伟，等．中医体质辨识与调治［M］．上海：上海科学技术出版社，2019.

［8］王济，郑燕飞．中医体质营养学［M］．北京：中国中医药出版社，2020.

［9］徐桂华，胡慧．中医护理学基础［M］．北京：中国中医药出版社，2016.

［10］许筱颖．中医基础理论［M］．济南：山东科学技术出版社，2019.

［11］杨礼芳，李芳，杨蓉．老年常见疾病中西医结合健康管理［M］．广州：广州中山大学出版社，2022.

［12］谭晓东，黄希宝．健康管理的实践与创新［M］．武汉：华中科技大学出版社，2016.

[13] 朱嵘．亚健康管理［M］．北京：中国中医药出版社，2010．

[14] 赵伟，张继仁．现代健康医学［M］．济南：山东科学技术出版社，2019．

[15] 吴勉华．中医内科学［M］．北京：中国中医药出版社，2017．

[16] 徐秋，王尚臣，怀珺，等．实用临床中医内科学［M］．天津：天津科学技术出版社，2011．

[17] 王新月．中医内科学［M］．北京：中国中医药出版社，2013．

[18] 郭义．针灸学［M］．北京：中国医药科技出版社，2012．

[19] 张永臣，王健．针灸学［M］．济南：山东科学技术出版社，2020．

[20] 高树中，杨骏．针灸治疗学［M］．北京：中国中医药出版社，2016．

[21] 承淡安．承淡安中国针灸治疗学［M］．上海：上海科学技术出版社，2016．

[22] 井夫杰，张静．推拿学［M］．济南：山东科学技术出版社，2020．

[23] 王继红，龚利．推拿学［M］．上海：上海科学技术出版社，2019．

[24] 张光宇，吴涛．推拿手法［M］．2版．北京：中国中医药出版社，2018．

[25] 郭长青，刘福水，刘乃刚．刮痧［M］．西安：西安交通大学出版社，2010．

[26] 王玉霞，杨建宇，李明．中医治未病养生有道全图解艾灸［M］．郑州：河南科学技术出版社，2019．

[27] 杭燕．"互联网＋"中医健康管理模式的发展现状与策略［J］．中医药管理杂志，2023，31（23）：170－172．

[28] 卞佳妮．基于健康服务信息系统的患者中医体质健康管理模式构建与思考［J］．中医药管理杂志，2023，31（19）：125－127．

[29] 李小华，姚兰芬，范晓黎，等．从中医体质学角度探讨老年人健康管理新模式［J］．中医药管理杂志，2023，31（12）：150－152．

[30] 甘金裕，沈霄怡，张卓敏．基于"整体观"的中医慢病管理在住院患者健康管理中的应用［J］．中医药管理杂志，2023，31（3）：

182 – 184.

［31］郁秀萍 . 基于 SERVQUAL 量表以家庭医生为主体的社区中医药健康管理服务评价 ［J］. 中医药管理杂志，2022，30（22）：199 – 201.

［32］杨玲玲，徐学功，张宏 . 关于中医医院治未病科健康管理的实践思考 ［J］. 光明中医，2022，37（19）：3613 – 3616.

［33］王伟英，张丽娜，王斌 . "中西医并重"视角下中医"治未病"融合 3P 健康管理的应用效果 ［J］. 中医药管理杂志，2022，30（16）：193 – 195.

［34］吴利洁 . 中医健康管理配合针灸疗法干预康复效果观察 ［J］. 中医药管理杂志，2022，30（15）：105 – 106.

［35］洪银洁，朱景茹，涂文玲，等 . 基于中医健康管理特点探讨慢性萎缩性胃炎患者的干预方式 ［J］. 亚太传统医药，2022，18（8）：204 – 207.

［36］赵齐飞，朱明军，王永霞，等 . 心血管病中医健康管理指南的研制思路 ［J］. 中医杂志，2022，63（8）：734 – 738.

［37］张诗妍，李书楠，许亮文，等 . 以状态为核心的中医健康管理的服务模式与应用 ［J］. 福建中医药，2022，53（3）：4 – 7.

［38］宋淑洁，许静，张少严 . 基于结构方程模型的河南省居民中医健康管理参与意向影响因素分析 ［J］. 医学与社会，2022，35（3）：47 – 51.

［39］宋慧英，姜忠妹 . 状态辨识与中医健康管理的优势特点 ［J］. 中医药管理杂志，2022，30（3）：219 – 220.

［40］王章林，赵文，夏淑洁，等 . 论中医健康管理与中医时间观 ［J］. 中华中医药杂志，2022，37（1）：77 – 80.

［41］李莹霞，谢巧卫 . 中医健康管理项目的应用优势 ［J］. 中医药管理杂志，2021，29（24）：180 – 181.

［42］赵澜，吴丹，曹松华，等 . 中医"体病相关"理论在社区老年人健康管理中的应用探讨 ［J］. 中国社区医师，2021，37（35）：118 – 119.

［43］於国珍，张志凤，蒋云颖 . "四位一体"中医健康管理模式在术后患者康复中的应用 ［J］. 中医药管理杂志，2021，29（23）：285 – 286.

[44] 黄建美.丽水市医养结合模式下中医特色健康管理服务需求情况与影响因素 [J].中医药管理杂志,2021,29 (20):206 -209.

[45] 陈宝华,张云龙,冯时,等.亚健康状态的中医辨识探析 [J].中医药通报,2021,20 (5):32 -34.

[46] 王慧.大数据背景下中医健康管理难点分析与可持续发展体系的构建 [J].中医药管理杂志,2021,29 (16):184 -185.

[47] 黄博文.深入优化中医"治未病"健康服务工程建设刍论 [J].湖北中医杂志,2021,43 (8):61 -63.

[48] 邓姣,王维斌,陈锦明,等.中医健康管理在慢性病管理中的优势分析 [J].福建中医药,2021,52 (5):5 -6.

[49] 丛日坤,杨锋,李军海,等."互联网 +"视域下中医药发展模式的变革及实现路径 [J].卫生经济研究,2021,38 (5):26 -29.

[50] 徐东梅.基于中医体质类型的健康管理模式探讨 [J].中医药管理杂志,2021,29 (8):182 -184.

[51] 王苗苗,杨莉霞,郭玉,等.中医特色健康管理模式在临床护理实践中的应用 [J].循证护理,2021,7 (4):528 -531.

[52] 宋琳琳.中医体质辨识在老年人群治未病健康管理中的应用 [J].中国中医药现代远程教育,2021,19 (8):61 -62,87.

[53] 沈富儿,黄靖,谢丽芳,等.社区骨关节炎患者中医健康管理服务模式构建研究 [J].海峡科学,2021 (4):89 -93.

[54] 彭霞,彭锦绣,刘倩,等.正常高值血压人群的互联网 +中医健康管理 [J].护理学杂志,2021,36 (4):43 -45.

[55] 李灿东.状态辨识与中医健康管理的特点 [J].福建中医药,2021,52 (1):2 -4.

[56] 赵会玲.中医五位一体健康管理模式在慢病预防管理中的应用 [J].中医药管理杂志,2021,29 (1):186 -188.

[57] 匡思杨,陈梦鸽,徐静岚.基于中医体质辨识的疾病健康管理 [J].中医药管理杂志,2020,28 (23):186 -187.

[58] 陈青青,金丽菊,胡梁燕.中医核心辨证思维规律引入健康管理

领域的应用效果［J］. 中医药管理杂志，2020，28（22）：197－199.

［59］于钦明，鲁晓凡，王玮，等. 论人类卫生健康共同体的生成逻辑及世界意义［J］. 中国医学伦理学，2023，36（6）：593－596.

［60］于钦明，王玮. 论构建人类卫生健康共同体的世界意义［J］. 学校党建与思想教育，2022，（16）：8－10.

［61］于钦明，辛宝忠. 中小学校应强化学生健康素养的培育［J］. 中国教育学刊，2021（12）：100.